Angstkrieger

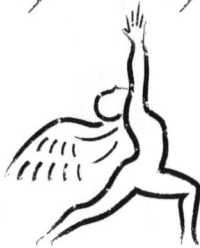

Angstkrieger

BAND EINS

Der Weg in die emotionale Freiheit
mit wirkungsvollen Werkzeugen und Strategien

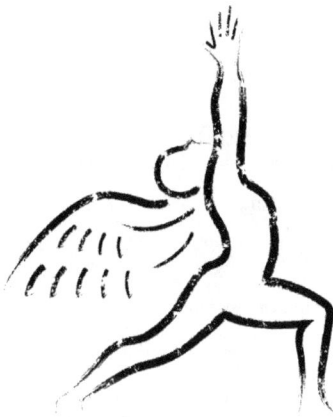

ELKE SCHOLZ
und weitere Beitragende

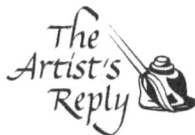

The
Artist's
Reply

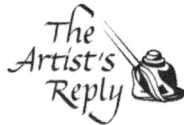

The
Artist's
Reply

Publiziert von The Artist's Reply
Bracebridge, Ontario, Kanada
E-Mail: elkescholz@theartistsreply.com

ISBN 978-1-989214-09-1 (softcover)
ISBN 978-1-989214-10-7 (ePub)

Für die deutschsprachige Ausgabe: © 2024 Elke Scholz

Die Originalausgabe erschien 2017 unter dem Titel 'Anxiety Warrior' © 2017 Elke Scholz

Lektorat: Michaela Ebbinghaus, M.A
Design: Magdalene Carson, Ne.w Leaf Publication Design

Dieses Buch wurde aus dem Kanadischen übersetzt von Anna Grossmann.

GENEHMIGUNGEN
Jeder Versuch wurde unternommen, um die Quellen von Fotos und anderen Bildern auszumachen. Sollten Fehler oder Auslassungen auftreten, wende dich bitte an die Autorin, damit Korrekturen in zukünftigen Druckvorlagen vorgenommen werden können.

HAFTUNGSAUSSCHLUSS
Die Autorin und die Mitwirkenden dieses Buches geben keinen medizinischen Rat, noch verordnen sie den Gebrauch jeglicher Technik als eine Form der Behandlung für körperliche, emotionale, geistige oder medizinische Probleme ohne den Rat eines Arztes, weder direkt oder indirekt. Die Absicht der Autorin und der Mitwirkenden ist es, allgemeine Informationen in allgemeiner Form anzubieten, um dir bei der Suche nach spirituellem und emotionalem Wohlbefinden zu helfen. Falls du irgendeine dieser Informationen für dich selbst oder andere verwendest, übernehmen die Autorin und die Mitwirkenden keine Verantwortung für deine Handlungen.

An Euch alle,
es gibt einen Angstkrieger in dir.
Wir können das schaffen!

Inhalt

Befähige deinen Angstkrieger 29

Vorwort

Wenn ich zusammenfassen müsste, warum ich von Elkes Ansatz in der Psychotherapie so sehr fasziniert bin, dann wäre es die Bezeichnung „Kommunikation mit dem Körper". Du wirst diese Idee nicht nur in diesem Buch lesen, sondern entdecken, wie dieses Thema in der Gesamtheit ihres Ansatzes und ihrer Philosophie verwoben ist.

Unser moderner Ansatz im Gesundheitswesen müsste seit geraumer Zeit überarbeitet werden und hier haben wir ein fantastisches Beispiel für diesen mutigen möglichen nächsten Schritt. Ich verwende bewusst das Wort *mutig* aus zwei Gründen.

Einerseits ist es ein Hinweis auf das vorherrschende Modell des Kampfes gegen einen gebrochenen Körper/Geist. Die meisten Ansätze im Gesundheitswesen sind dazu da, ein Problem, eine Dysfunktion oder eine Störung zu beheben. Unsere schwachen Körper, unausgeglichenen Hormone und gestörte Gehirnchemie sind auf einen genetischen Defekt zurückzuführen, und es ist Aufgabe des medizinischen Establishments, dieses in Ordnung zu bringen und/oder uns dabei zu unterstützen. Wir müssen kämpfen, überwinden, ankämpfen und dem Mantra des Geistes über die Materie folgen, genauer gesagt, der Medizin über den Verstand und die Materie.

Jetzt, da ich gerade diese letzten Sätze selbst noch einmal lese, möchte ich dich bitten zu überprüfen, wie du dich beim Lesen fühlst. Etwas deprimiert und entmachtet? Das ist kaum ein guter Weg, um den Heilungsprozess einzuleiten.

Mein zweiter Grund, das Wort *mutig* zu verwenden, besteht darin, den wahren Mut anzuerkennen, ein Thema wie dieses zu wählen und sich auf eine fruchtbare Reise in Richtung Ganzheit zu begeben. Ja, es wird einige Anstrengung, Selbstbeobachtung und Verantwortung erfordern – das kennen wir bereits von den wichtigen Dingen im Leben. Jedoch ist die Belohnung, zusätzlich zum Erhalt von Werkzeugen und Strategien zur Reduktion deiner Angst, einen Freund wiederzuentdecken: deinen Körper.

Ich kann mir keinen besseren Lehrer als unseren Körper vorstellen und ich kann mir keine bessere Lehrperson vorstellen als Elke, die Codes, Hinweise und Signale entschlüsseln kann, die unser Körper benutzt, um mit uns zu kommunizieren.

Wenn du jemals die Möglichkeit hattest, an einem von Elkes Workshops teilzunehmen, dann kennst du bereits den Wert dieses Buches. Ich habe persönlich an einigen ihrer Workshops, in denen es um die Angst und das Gehirn geht, teilgenommen, und diese nicht nur als informativ, sondern auch als lebensverändernd empfunden. Elke ist versiert und zugleich bodenständig, und ich war sehr erfreut, von ihrer Absicht zu erfahren, in diesem Buch eine Liste ihrer Ressourcen zusammenzustellen. Du wirst lernen, wie Angst sich manifestiert und wo sie entsteht sowie wichtige Informationen erhalten, die dir helfen zu verstehen, wie dein Gehirn arbeitet. Kurz gesagt, dieses Buch soll erläutern und aufklären, warum du fühlst, was du fühlst, und dir Wege aufzeigen, deine Ängste zu bewältigen, damit du ein produktives, glückliches Leben führen kannst.

Elkes Ansatz umfasst sowohl *Simplizität* als auch *Komplexität*. Die Funktionsweise des Gehirns und der Zustand der Angst sind komplex; Elkes Wissen darüber ist auf einem hohen Niveau. Sie versteht und spricht die Sprache der Neurologie und bringt die neuesten Erkenntnisse in ihre Praxis und ihre Behandlungsstrategien ein. Gleichzeitig kann sie dieses Wissen einfach anwenden. Du wirst lernen und du wirst erkennen, was du mit diesen Eingebungen anfangen sollst.

Ich anerkenne und schätze deine Entscheidung, dir selbst helfen zu wollen. Allein dieses Buch zu kaufen und sich die Zeit zu nehmen, dieses Vorwort zu lesen, ist ein bedeutender Schritt. Du hast eine gute Wahl getroffen und ich gehe davon aus, dass du diese Ressource immer wieder verwenden wirst. Zum Schluss schlage ich vor, dass du nun deinen Körper berührst – und wenn es nur dein Arm ist –, und das mit dem Wissen, dass du bald mit diesem Körper auf ein besseres Leben und eine bessere Zukunft hinarbeiten wirst. Und wenn du das Glück hast, an einem von Elkes Workshops teilnehmen zu können, bring einen Freund oder eine Freundin mit – auch er oder sie werden davon profitieren!

Dr. Nick Bianchi

Dr. Nick Bianchi, B.SC. (KIN), DC, ist Chiropraktiker, publizierender Autor und Referent mit eigener Praxis in Bracebridge, Ontario. Sein Modell der Gesundheitsvorsorge und sein klinischer Ansatz beinhalten eine ganzheitliche Wellnessperspektive und eine Patientenschulung. Elke ist als Gastrednerin bei seinen Patientinnen und Patienten beliebt und auch bei Dr. Nick.

Danksagungen

Zuerst möchte ich meinen Kindern Alec und Emma danken. Sie verstehen mich und meine Angst nicht immer, aber sie lieben mich trotzdem. Sie sind meine wichtigste Errungenschaft. Ein Buch über Angst zu schreiben, war für mich selbst eine Quelle der Angst, und wir konnten gemeinsam damit auf einer humorvollen Ebene umgehen!

Danke an meine Mutter Gisela. Sie konnte meinem Problem vielleicht nie einen Namen geben, wusste aber stets, dass die Migräne und Grippe-symptome in meiner Kindheit für mich real waren.

Ich danke meinem Vater Peter für seinen Glauben daran, dass es immer einen besseren Weg gibt, und für seine Entschlossenheit. Er füllte die Anträge aus, er nahm die Risiken auf sich und glaubte an seine Träume. Im Alter von 24 Jahren zog er mit seiner jungen Familie nach Kanada.

Ich danke der Autorin Lucinda Bassett für ihre Arbeit. Als ich ihr Buch ,Angstfrei Leben' für einen Freund las, erkannte ich endlich meine eigene Angst. Und ich danke meiner herzensguten Hausärztin, Dr. Allison Small, die sich die Zeit genommen hat, mich kennenzulernen. Sie vertraute mir und wusste, dass ich zu ihr kommen würde, wenn es notwendig wäre, denn sie hatte meine Angst erkannt, bevor ich sie selbst sah.

Meinen lieben inspirierenden Kolleginnen, Kollegen und Fachleuten bin ich dankbar für das Netzwerk der gegenseitigen Unterstützung und Ermutigung, das wir geschaffen haben. Obwohl wir uns nicht oft sehen, sind wir immer verfügbar und in Kontakt, was eindrücklich und motivie-rend ist.

Ich bin auch meinen Freundinnen und Freunden und meiner Gemeinde dankbar für all ihre Hilfe, Unterstützung, Ermutigung und Begeisterung für mein Buch und das Angstkrieger Projekt. Im Rahmen des im April 2017 stattgefundenen Symposiums ,Celebrating Living Life Well' ist dieses Buch offiziell erscheinen. Sowohl das Buch als auch das Projekt waren eine kollektive Anstrengung und gewiss keine einsame Reise.

Danke meiner Assistentin Susanne Mika für ihre Arbeit und den Glauben an mich.

An Magdalene Carson, die mir zugehört und mit mir gechattet hat – nicht immer zum Thema Gestaltung – danke dafür, dass du mich weinen und lachen lässt. Für all den gemeinsamen Spaß, den wir haben, wenn wir Feuer und Flamme für Design sind. Erhabene Kriegerin!

Danke, Ted Lute, für den frischen Blick auf den letzten Metern, das Lesen und die Kritik. Du bist ein eifriger Leser und hast glücklicherweise „Ja" gesagt!

Danke an alle Mitwirkenden. Ihr seid so begeistert von eurer Arbeit und davon, Menschen zu ermutigen und ihren Rücken zu stärken.

Und an euch alle auf der ganzen Welt, die an mich und meine Arbeit glauben. Viele Menschen haben mich gefragt, woher ich die Energie nehme. Eure Briefe, E-Mails, persönlichen Geschichten und Erfolge treffen mich mitten ins Herz und sind der Treibstoff für mein Feuer.

Einleitung

Liest du dieses Buch, weil die Angst zu deinem ständigen Begleiter geworden ist? Begleitet sie dich immer und überall? Oder schlägt sie unerwartet zu? Fühlt sie sich an wie das schlimmste Gefühl, das du jemals hattest? Fühlst du dich wie ein Opfer? Oder wie ein ermächtigter Krieger? Wenn du Angst verspürst, fühlt es sich an, als würde sie dich bekämpfen? Doch auf eine Art kann Angst auch ein Geschenk, eine Gelegenheit sein. Eine Schlacht, die keine gewaltsamen Verluste hat; jedoch sind die Opfer die Schichten von Ursachen, die uns auf die Angst aufmerksam machen. Kampf bedeutet dann, diese Ursachen zu überwinden und handzuhaben.

Auf den folgenden Seiten möchte ich mit dir teilen, was ich aus jahrelanger Forschung und Praxis über den Umgang mit der Angst gelernt habe. Ich stelle dir brillante Mitwirkende vor: Autoren, Referenten, Lehrer und Moderatoren, die einzigartige Einsichten und Perspektiven bieten. Sie sind begeistert von ihren Themen und leben sie. Durch das Nachvollziehen der Gedanken und die Anwendung der Ideen und Strategien in diesem Buch wirst du in der Lage sein, deine Ängste besser zu bewältigen und alle guten Dinge in deinem Leben besser zu genießen.

Aus meiner persönlichen und beruflichen Erfahrung weiß ich, dass wir unsere Angst abschwächen können.

Heute beherrsche ich meine Angst.

Ich habe mein ganzes Leben lang Angst gehabt, ohne dass es mir bewusst war. Als Kind hatte ich Migräne, Bauchschmerzen und grippeartige Symptome; so häufig, dass ich viel Unterrichtsstoff in der Schule verpasst habe. Meine Mutter glaubte mir, aber mein Vater hat immer bezweifelt, dass ich wirklich krank war. Oft war ich vor einer Arbeit oder einer Präsentation krank. Im Unterricht fing ich schnell an zu weinen, wenn Lehrkräfte ihre Stimmen erhoben, auch wenn sie gar nicht mit mir sprachen. Ich erinnere mich, dass ich mich als Teenager wütend, hoffnungslos, missverstanden und ganz allein fühlte, bis ich zwei sehr besonderen Lehrkräften begegnete, Frau Yeo, meiner Lehrerin für Kreatives Englisch, und Herrn Hodwitz, meinem Lehrer für darstellendes Spiel. Sie haben mir das Leben gerettet. Nach ihrem Unterricht fühlte ich mich, als ob ich in diese Welt meistern könnte.

In meinen Zwanzigern fühlte ich mich manchmal ‚neben mir stehend'. Zu der Zeit konnte ich nicht sagen, wie oder warum es passierte. Ein dringendes Gefühl wollte mich entführen und ich fühlte die Notwendigkeit wegzulaufen, in der Regel in die nahegelegenen Dünen. Ich hatte das Gefühl, ich müsste mich verstecken. In der Regel bin durch den Sand gelaufen und habe in einer Fötusstellung neben einer Düne gelegen, bis das Gefühl weg war und ich mich sicher fühlte und wieder normal atmen konnte. Damals dachte ich, ich sei verrückt. Es war mein Geheimnis. Indem ich es hier niederschreibe, ist es das erste Mal, dass ich es jemandem erzähle. Ich weiß jetzt, dass es mit Trauma und Angst zusammenhing. Das ist eine andere Geschichte.

Vor zwanzig Jahren gab es Zeiten, in denen ich Schwierigkeiten hatte, aus dem Bett zu kommen. Ich habe meinen Sohn zur Schule geschickt und bin dann wieder ins Bett gegangen, bis er nach Hause kam. Manchmal habe ich mich angezogen, manchmal nicht. Wenn ich nicht im Bett war, habe ich dagesessen und auf meine Arbeit oder nach draußen gestarrt. Ich hatte keine Ahnung, dass ich ängstlich oder deprimiert sein könnte. Ich fühlte mich wie erstarrt und hatte keine Ahnung, wie ich da rauskommen und anders sein könnte. Ich habe mich selbst runtergezogen. Schließlich habe ich eine Therapeutin aufgesucht und sie sagte, dass ich „meine eigene schlimmste Feindin" sei. Ich wusste wirklich nicht, was sie damit meinte, und ich war zu verletzt, um nachzufragen. Dieser Kommentar hat es für mich nur noch schlimmer gemacht. Rückblickend sehe ich, dass sie mir einfach keine Strategien oder Anweisungen gegeben hat, damit ich lernen konnte, meine beste Freundin zu sein.

Vor fünfzehn Jahren habe ich zwei Jahre lang nicht geschlafen. Ich habe nicht dagegen angekämpft und blieb stattdessen wach und ausgeruht liegen, so gut ich konnte, damit ich arbeiten und weitermachen konnte. Freunde ermutigten mich, zum Arzt zu gehen, weil ich durch dieses Verhalten sehr krank werden könnte. Ich entschied mich für ein Wellness-Wochenende mit türkischer Sauna, Whirlpool und Massage. Mein Körper war danach erschöpft, ich konnte mich kaum auf den Beinen halten und mich fürs Bett fertigmachen, aber im Bett liegend starrte ich die ganze Nacht die Decke an. Da wusste ich, dass ich zu meiner Ärztin gehen musste. Unter Tränen erzählte ich ihr, dass ich nicht schlafen kann und mich fragte, ob ich an einer Angststörung leide. Sie bejahte und sagte, sie habe darauf gewartet, dass ich zu ihr komme und ihr zuhöre.

Meine herzensgute Ärztin hätte mir keine Schlaftabletten verschrieben, wenn ich ihr nicht versprochen hätte, dass ich eine Therapie beginnen würde. Ich war beleidigt, weil ich nicht dachte, dass ich eine Therapie benötigte. Allerdings stimmte ich zu, da ich so dringend Schlaf brauchte. Damit begann eine Entdeckungsreise, die mein persönliches und berufliches Leben nachhaltig prägte.

Ich erinnere mich an einige zentrale Punkte der Veränderung und des Bewusstseins.

Vor zwanzig Jahren war ich in meinem silbernen Ford Kombi auf dem Weg zu einem Workshop. Es war ein schöner sonniger Tag mit wenig Verkehr auf den Straßen und ich fühlte mich wohl. Ungefähr zwanzig Minuten später kippte meine Stimmung und ich war traurig. Ich fühlte mich krank. Nichts hatte sich geändert, außer dass ich weiter auf der Autobahn gefahren war. Ich machte es mir bewusst, veränderte die Kanäle in meinem Kopf und dachte an eine albernes, fröhliches Fantasiegebilde. Zu der Zeit war mir nicht klar, was ich getan hatte.

Ich erinnere mich sehr deutlich daran, wie ich an einem anderen sonnigen Tag vor zwölf Jahren meinen Wagen über die Manitoba Street in Bracebridge steuerte und dabei dachte, *ich habe alle meine Finger und Zehen, ich kann sehen und hören, ich habe ein schönes Zuhause, ich bin gesund und habe zwei tolle Kinder, also warum tanze ich nicht auf der Straße und feiere?*

Stattdessen fühlte ich mich schrecklich. Ich war entschlossen, mich zu ändern.

Kennst du diese Menschen, die auf die Frage „Wie geht es Dir?" antworten: „Super! Großartig!"? Und sie meinen es auch so. Ich wollte eine von diesen Personen sein.

Ich war entschlossen, die Kanäle zu wechseln. Und so begann ich diese Entdeckungsreise.

Ich teile meine persönlichen und beruflichen Erfahrungen mit dir, weil jede Woche eine halbe Million Menschen in Kanada aufgrund von Stress/ Angst[1] nicht zur Arbeit gehen können. Etwa 30 % der Mädchen und 20 % der Jungen haben nach Angaben des Amerikanischen Instituts für mentale Erkrankungen[2] eine Angststörung und die meisten Menschen, die in meine Privatpraxis kommen, leiden unter Angstzuständen.

Die Erfolge, die meine Klientinnen und Klienten erzielen, und die positive Reaktion auf meine Angstgespräche haben meine Leidenschaft für die Verringerung von Angstzuständen auf eine zugängliche Art und Weise befeuert und für jeden, der es braucht, einfach und zugänglich gemacht.

Kannst du dir ein Leben ohne Angst vorstellen? Ist es vernünftig zu denken, man könnte nie wieder Angst haben? Das ist unwahrscheinlich. Angst ist Teil des menschlichen Spektrums der Gefühle. Angst kann ein Geschenk sein oder ein Hinweis darauf, dass wir etwas beachten müssen oder dass vielleicht etwas nicht stimmt. Jedoch können wir ein Leben führen, in dem die Angst nicht unser Leben, unsere Entscheidungen und unsere Wahlmöglichkeiten steuert.

Wenn ich mit der Angst aufwache, gehe ich eine mentale Checkliste durch (mehr über die Checkliste auf Seite page 37). Innerhalb von zehn bis dreißig Minuten ist die Angst in der Regel verschwunden. Dies ist nur einer der Wege, wie ich gelernt habe, dass ein angstfreies Leben möglich ist.

---

1 Insurance Journal 2003, zitiert von der kanadischen Regierung in „The Human Face of Mental Health and Mental Illness in Canada" – „Das menschliche Gesicht der psychischen Gesundheit und psychischen Erkrankungen in Kanada", 2006, Seite 41.

2 Zitiert in „Teen Depression and Anxiety: Why the Kids Are Not Alright," - „Depression und Angst bei Jugendlichen: Warum die Kinder nicht in Ordnung sind", ein Artikel von Susanna Schrobsdorff für das Time Magazine, gepostet am 27. Oktober 2016; http://time.com/4547322/american-teens-anxious-depressed-overwhelmed/.

Wie fühlt sich ein Leben an, in dem
sich die Angst bewältigen lässt?

Es fühlt sich befähigend an. Es fühlt sich an, als hätte
ich eine Wahl. Es fühlt sich an, als ob ich es leben
könnte. Es fühlt sich an, als hätte ich das Recht,
glücklich zu sein. Es fühlt sich an, als ob ich fähig bin.
Und es fühlt sich an, als wäre ich es wert, zu wachsen.

Nun stell dir ein Leben vor, in dem du anderen erzählst, dass du dich
‚großartig' fühlst und es auch so meinst!

Was ist Angst?

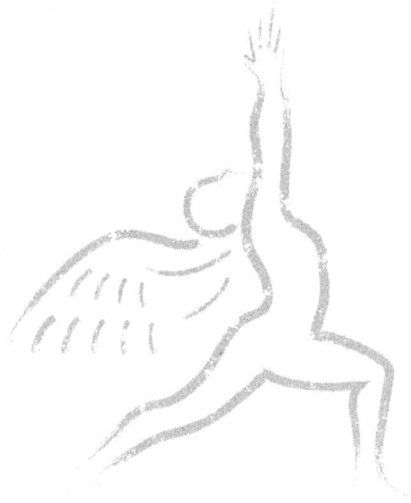

Was ist Angst?

Ich frage mich, ob die Angst schlimmer ist als vor zwanzig bis vierzig Jahren, oder ob wir dazu konditioniert wurden, positive, glückliche Menschen zu sein, und ein Gefühl haben zu versagen, wenn wir uns anders fühlen. Oder vielleicht sind wir tatsächlich jeden Tag ängstlich und erschöpft und überwältigt. Oder vielleicht werden wir durch die Nachrichten und sozialen Medien verängstigt.

Studien deuten darauf hin, dass unser Angstniveau im Allgemeinen höher ist als vor dreißig Jahren, und dass wir in immer jüngeren Jahren von Angststörungen betroffen sind. Der Anteil der 15- bis 16-Jährigen, die häufig ängstlich oder deprimiert sind, hat sich in den letzten dreißig Jahren verdoppelt, bei Jungen von einem von dreißig auf zwei von dreißig und bei Mädchen von einem von zehn auf zwei von zehn.[3]

Eine nützliche Check-in-Skala

Ich würde dir gerne eine nützliche Check-in-Skala vorstellen. Ich halte es für hilfreich, sowohl für mich als auch für meine Klientinnen und Klienten eine Skala zum ‚Einchecken' zu haben. Diese reicht von null bis zehn. Indem du deiner Angst eine Zahl gibst, ist es manchmal einfacher, sie zu identifizieren. Null bedeutet keine Störung, also bist du bei null ruhig, gelassen und entspannt. Mit steigendem Angstniveau steigt die Zahl.

Beispielsweise fühle ich mich vielleicht etwas nervös oder bin zappelig, vielleicht sogar aufgeregt. Auf der Skala könnte das eine Zwei oder Drei sein, und das ist noch sehr überschaubar. Ich weiß jedoch, wenn ich eine Vier erreiche, sollte ich mit meinen Strategien beginnen. Ich will nicht höher kommen, denn dann eskalieren die Zahlen für mich schnell.

Ich weiß, dass die Zehn auf meiner Skala Herzschmerzen, Atembeschwerden, Übelkeit und so weiter bedeutet. Es ist schwer, von einer Zehn

---

3 Diese Ergebnisse stammen aus dem ‚Nuffield Foundation's Changing Adolescence Programme', publiziert von ‚Policy Press in Changing Adolescence' unter dem Titel: ‚Social trends and mental health' (http://policypress.co.uk/change-adolescence), in dem untersucht wird, wie sich soziale Veränderungen auf das Verhalten und die geistige Gesundheit von Jugendlichen im Übergang zum Erwachsenenalter auswirken.

herunterzukommen: Meine Gedanken passen nicht zusammen und es fühlt sich an, als würden Schaltkreise fehlzünden. Wenn ich also merke, dass ich bei der Vier angekommen bin, beginne ich mit meinen Strategien.

Einigen Menschen geht es bei einer Fünf oder Sechs gut. Es ist wichtig, seine eigenen Grenzen zu kennen.

Es spielt keine Rolle, ob deine Zwei sich von meiner Zwei unterscheidet. Wichtig ist, dass die Skala für dich funktioniert und du verstehst, was die Zahlen und Stufen für dich bedeuten.

Jetzt gerade, vielleicht sogar nach dem Lesen der Definitionen, möchtest du vielleicht einchecken und dir eine Zahl von null bis zehn geben.

Checke dich auch ein, wenn du morgens aufwachst: Wo stehst du? Welche Zahl würdest du dir geben?

Führe eine kreative Übung durch und checke dann erneut ein. Mithilfe der Skala kannst du deine eigenen Hilfestellungen und Ressourcen erstellen. Sie wird ein Barometer für deine Angst sein und dir Hinweise darauf geben, welche Übungen für dich am nützlichsten sind.

Kinder, die die Zahlen von null bis zehn verstehen, erfassen diese Skala schnell und können ihren Eltern Feedback geben, wie sie sich fühlen.

Nachfolgend findest du Definitionen verschiedener Begriffe, die mit Angst zu tun haben. Später im Buch bringe ich dir die ,Sieben Arten der Angst' näher. Das Verständnis der verschiedenen Formen und Schichten von Angstzuständen ist der erste Schritt, um sie zu bewältigen.

Angst: Gefühl der Sorge, Nervosität oder Unbehagen, typischerweise über ein bevorstehendes Ereignis oder ein ungewisses Ergebnis. Gefühl von Bedenken, Besorgnis, Unbehagen, Ängstlichkeit, Unruhe, Erregung, Furcht, Spannung, Zittern, Nervosität. Meistens empfunden in Erwartung eines Geschehens.

Pathologische Angst, psychiatrische Bedeutung: Eine nervöse Störung, die durch einen Zustand übermäßiger Unruhe und Besorgnis gekennzeichnet ist, typischerweise mit zwanghaftem Verhalten oder Panikattacken. Wenn die Angst ein Problem ist, wirkt sie sich auf unsere Gesundheit, unser Wohlbefinden und unser Glück aus. Wenn die Angst uns davon abhält, etwas zu tun, wie z. B. aus dem Haus zu gehen, einkaufen zu gehen, Auto zu fahren, einen Kurs zu besuchen, zu einer Party zu gehen oder die Familie zu besuchen, ist sie ein Problem.

Sorge: Von dem alten englischen Wort ,wrygan' abstammend, das bedeutet ,die Luft abschnüren'. Wenn du deinem Geist erlaubst, sich auf Schwierigkeiten oder Ärger zu konzentrieren, sich Sorgen zu machen, gequält zu werden, negativ zu denken, zu grübeln, in Panik zu geraten, sich aufzuregen, gestresst zu werden, in einen Zustand zu kommen, zu schmoren oder sich selbst zu quälen. Die Sorge neigt dazu, sich zu wiederholen.

Furcht kontra Angst: Furcht ist etwas, das man empfindet, wenn man akut bedroht ist, während Angst die Furcht davor ist, dass etwas geschieht. Sie haben beide die gleiche physiologische Reaktion im Körper. Furcht ist, wenn du im Wald bist und ein Bär hinter dir her ist. Du fürchtest dich, musst eine Entscheidung treffen. Du musst rennen oder in Deckung gehen. Furcht ist eine wichtige Emotion, die die menschliche Spezies am Leben erhalten hat. Angst ist, wenn du darauf wartest, dass ein Bär dich anfallen wird.

Chronische Sorge: Hast du jemals Gedanken gehabt, die sich wie ein Karussell drehen und immer wieder zurückkehren? Chronische Sorge ist repetitiv.

Angst kann sich in vielerlei Hinsicht manifestieren, zum Beispiel als: Schmetterlinge im Bauch, eng zusammengerollte Zehen, Zittern, steifer Nacken, Rückenschmerzen, Verdauungsstörungen, Zappeln, Zupfen, Nägelkauen, Haare raufen, Rastlosigkeit, erhöhte Herzfrequenz, Schwitzen, gerötete Wangen, Hautausschlag, Nesselsucht, Übelkeit, Bauchschmerzen, Kopfschmerzen, Migräne, Gewichtsverlust, Gewichtszunahme, Spannung, Stress, Müdigkeit, Erschöpfung, Grübelzwang, schleifende Gedanken, Adrenalin, Zwangsstörung (OCD), Schlaflosigkeit, Unruhe, zusammengepresste Zähne, Zähneknirschen, verschlossener Kiefer, Reizdarmsyndrom (IBS), Schmerzen in der Brust, Kurzatmigkeit, Konzentrationsschwäche, Mangel an Geduld, Wut und mehr.

Angst hat viele verschiedene Schichten und Intensitätsgrade. Je mehr du dir dieser Schichten bewusst bist, desto größer ist deine Fähigkeit, sie zu ändern oder zu managen. Kenne deine Grenzen. Eine meiner Teilnehmerinnen nutzt ihre Angst, um sich zu motivieren und zu energetisieren. Für mich ist meine Angst ein Hinweis darauf, dass etwas vor sich geht, um das ich mich kümmern muss. Also benutze ich meine mentale Checkliste, um die mögliche Ursache zu finden. Mein persönliche mentale Checkliste findest du am Anfang des Kapitels ‚Ermächtige deinen Angstkrieger'.

Ich bitte dich, dir zu merken, wie eines dieser Signale für dich von Nutzen sein kann und/oder es dir eine Chance bietet. Was sagt dir deine Angst? Was ist ihr Hinweis an dich?

Der Krieger wird selbstsicher, selbstbewusst, durchsetzungsfähig und positiv.

Depressionen

Die Mayo-Klinik definiert Depression als eine affektive Störung, die ein anhaltendes Gefühl der Traurigkeit und des Verlusts von Interesse verursacht. Auch ‚Major Depression' oder ‚klinische Depression' genannt, beeinflusst sie, wie du dich fühlst, denkst und verhältst, und kann zu einer Vielzahl von emotionalen und körperlichen Problemen führen.[4]

Eine Stimmungsstörung ist ein allgemeiner emotionaler Zustand oder eine allgemeine Stimmung, die verzerrt oder mit deinen Lebensumständen unvereinbar ist. Hier ein Beispiel: Zu verschiedenen Zeiten in unserem Leben können wir unter Trauer und Traurigkeit leiden. Menschen mit Stimmungsstörungen leiden über einen viel längeren Zeitraum hinweg. Sie haben das Gefühl, ihre Stimmung oder Gefühle nicht kontrollieren zu können. Wenn die Möglichkeit besteht, dass du oder jemand, den du kennst, an einer Stimmungsstörung leidet, sollte eine professionelle Abklärung in Erwägung gezogen werden.

Depression und Angst treten oft gemeinsam auf. Wenn man an einer der beiden leidet, ist man wahrscheinlich von beiden Störungen betroffen. Manchmal tritt Angst als ein Symptom der Depression auf und umgekehrt.

Es gibt viele verschiedene Arten von Depressionen. Es ist ein Teil des Menschseins, traurig oder deprimiert zu sein, das passiert uns allen von Zeit zu Zeit. Wenn nach einem Wochenendbesuch der Familie oder einer aufregenden Party das Haus wieder ruhig ist, kann man sich deprimiert fühlen, man könnte es ‚ein Tief haben' nennen. Manchmal fühlen wir uns für eine kurze Zeit in einem ‚Tief' oder können den ‚Blues' haben, aber das Gefühl vergeht ohne Intervention wieder. Zwei Wochen oder länger deprimiert zu sein, lustlos oder ohne Freude an Aktivitäten zu sein, kann als eine depressive Episode definiert werden. Menschen können sich von selbst von einer schweren Depression erholen, sie können diese aber auch erneut erleben. Viele Menschen suchen keine Hilfe deswegen, und selbst wenn sie es tun, wird die Depression oft nicht identifiziert.

Eine Depression beeinflusst die Produktivität einer Person – privat und beruflich. Sie lähmt und hindert die Betroffenen daran, ihrer Arbeit nachzugehen.

Hier sind einige äußere Anzeichen für eine Depression:

✦ Trauriger, niedergeschlagener oder ängstlicher
    Gesichtsausdruck oder/und monotones Sprechen

✦ Verringerte Energie, ständige Müdigkeit, verlangsamtes
    Denken und Gefühl der Unruhe
    (Manche Leute beschreiben sich selbst als gefühllos und jenseits
    von Tränen.)

✦ Häufiges Weinen und sozialer Rückzug

✦ Verlust des Interesses an persönlicher Hygiene und dem
    Aussehen

✦ Mangel an Motivation bei täglichen Aktivitäten

---

4 Die Mayo-Klinik ist eine international anerkannte, gemeinnützige Organisation, die sich der klinischen Praxis, der Ausbildung und der Forschung verschrieben hat und allen, die Heilung benötigen, eine kompetente, ganzheitliche Betreuung bietet. www.mayoclinic.org

Depressive Menschen haben eine negative Weltsicht; sie denken negativ über sich und die Zukunft. Sie sind hoffnungslos und fühlen sich hilflos. Sie sehen die Ereignisse um sie herum als Beweis für ihr persönliches Versagen. Sie haben ein Gefühl der Wertlosigkeit und Schuld. Sie sagen Dinge wie „Ich kann nichts richtig machen", „Niemand liebt mich", „Die Dinge werden immer schwer sein" und „Das Leben ist nicht lebenswert". Sie fühlen sich traurig, ängstlich, schuldig, wütend, überfordert und unwürdig.

Ihr klares Denken ist betroffen aufgrund regelmäßiger Selbstkritik, Sorge, negativer Aussichten, schwieriger Fokussierung und Entscheidungsfindung. Sie können sich verwirrt fühlen und an den Tod und Selbstmord denken.

Körperlich können sich depressive Menschen müde oder erschöpft fühlen. Sie könnten zu viel oder zu wenig essen, möchten vielleicht die ganze Zeit über schlafen oder leiden an Schlaflosigkeit. Sie können ihren Sexualtrieb verlieren. Manchmal haben sie unerklärliche Schmerzen.

Es gibt verschiedene Grade der Depression und nicht alle Symptome werden bei den Betroffenen zur gleichen Zeit auftreten. Noch einmal, wenn du betroffen sein könntest, suche dir professionellen Rat.

Wenn die Angst dein Leben stört, ist sie ein Problem.

Nicht alle Arten von Angstzuständen sind als Angststörung einzuordnen. Die Angst kann sich sehr unangenehm anfühlen, unerträglich sein und, wenn sie nicht zu bewältigen ist, sehr deprimierend.

Wenn du glaubst, dass deine Angst ein Problem in deinem Leben verursacht, kann es erforderlich sein, sich Hilfe zu suchen. Gelegentlich Angst im Leben zu verspüren, ist normal. Jedoch ist Angst, die deine Lebensqualität beeinträchtigt, problematisch, wenn sie dich davon abhält, Dinge zu tun, die du liebst, den Job anzunehmen, den du gerne machen willst, oder dir einen Traum zu erfüllen, den du hegst.

Auch wenn verschiedene Kategorien von Ängsten Namen haben, kann Angst vielschichtig sein. Es geht nicht darum, in welche Kategorie deine Angst passen würde, ihr einen Namen zu geben. Wenn deine Angst dich daran hindert, etwas zu tun, suche nach professioneller Unterstützung.

Egal mit welcher Art von Angst du es zu tun hast, deine Angst kann durch die folgenden Strategien abgeschwächt werden:

✦ Informiere dich über die Art der Angst und lerne, ihre Möglichkeiten zu verstehen.

✦ Akzeptiere deine Angst als Geschenk, als Signal, als Chance, als Botschaft.

✦ Identifiziere und verstehe die Ursachen und Auslöser für deine Angst.

✦ Verwende die Skala von null bis zehn, um die Intensität deiner Angst festzustellen.

✦ Identifiziere deine Grenzen beispielsweise in Bezug auf Schlaf, Nahrung, Menge und Art der Stressoren.

✦ Vielleicht brichst du deine Angst in kleinere Schichten auf.

✦ Verwalte die einfachen Schichten sofort.

✦ Ändere deinen Lebensstil, um deine Angst zu verringern.

✦ Praktiziere deine Strategien.

✦ Erstelle Rituale für deinen persönlichen Tagesablauf und praktiziere sie täglich, besonders dann, wenn du dich wohlfühlst.

Wenn ich dir nur zwei Worte aus diesem Buch mitgeben könnte, wären das ‚Bewusstsein' und ‚Übung'. Werde dir deines Selbst bewusst, damit du weißt, was du ändern/modifizieren/managen kannst und übe deine Strategien. Das Leben ist ein Prozess und eine Übung für uns alle!

Im Folgenden werden wir die sieben Arten von Angst untersuchen. Je nach Situation können mehrere Ängste zur gleichen Zeit oder zu verschiedenen Zeiten in deinem Leben auftreten.

1. Generalisierte Angststörung (GAS)

Die generalisierte Angststörung (GAS) ist die häufigste und am weitesten verbreitete Art von Angstzustand. GAS betrifft Millionen von Menschen auf der ganzen Welt.

GAS wird am besten als anhaltender Zustand geistiger und/oder körperlicher Anspannung und Nervosität beschrieben, entweder ohne eine klare Ursache oder als anhaltende Angst.

Wenn du ständig nervös, besorgt, ängstlich oder gestresst (körperlich oder geistig) bist und das dein Leben negativ beeinflusst, leidest du womöglich an einer generalisierten Angststörung. Halte dir vor Augen, dass Angst ein natürlicher Teil des Lebens ist und es normal ist, gelegentlich ein gewisses Maß an Angst zu fühlen. Wenn diese Angst jedoch grundlos auftritt oder in keinem Verhältnis zur Ursache steht, hast du womöglich eine generalisierte Angststörung.

Im Folgenden sind die häufigsten Symptome einer GAS aufgeführt:

✦ Unaufhörliche Unruhe, Irritation, Nervosität oder das Gefühl, keine Kontrolle zu haben.

✦ Müdigkeit, Lethargie oder allgemein niedriges Energieniveau (sich erschöpft oder leer fühlen).

✦ Angespannte Muskeln, besonders an Rücken, Nacken und
Schultern

✦ Schwierigkeiten beim Konzentrieren oder Fokussieren auf
Aufgaben und/oder Aktivitäten

✦ Negative Gedanken – ‚Katastrophendenken'

Wenn die mentalen und/oder körperlichen Ängste beständig sind und
nicht weggehen, kann es eine GAS sein.

Eine generalisierte Angststörung kann sehr häufig bei Menschen auftreten, die mit anderen Angststörungen wie Panikstörung und Zwangsstörung
zu kämpfen haben.

2. Soziale Phobie

Manche Menschen leiden unter einer sozialen Phobie oder haben Angst vor
sozialen Situationen. Ein gewisses Maß an sozialer Phobie ist normal. Ein
gewisses Maß an Schüchternheit beim Zusammentreffen mit (fremden) Menschen oder das Unbehagen, in einer Gruppe das Wort zu erheben, sind bei
den meisten Menschen natürlich und implizieren kein Angstproblem.

Wenn dich diese Angst jedoch davon abhält, dich in soziale Situationen
zu begeben, leidest du möglicherweise an einer sozialen Phobie. Eine soziale
Phobie tritt auf, wenn die Schüchternheit intensiv ist und die Idee des Sozi-
alisierens oder des Sprechens in der Öffentlichkeit mit Fremden, Autoritäts-
figuren oder möglicherweise sogar mit deinen Freunden merkliche Furcht
und Angst verursacht.

Wenn du eine soziale Phobie hast, fühlen sich öffentliche Situationen
besonders herausfordernd und belastend an. Es kann eine ständige Angst
davor bestehen, beurteilt, beobachtet, bemerkt oder gemieden zu werden.
Menschen mit einer sozialer Phobie haben oft auch eine irrationale Angst
davor, etwas zu tun, das von anderen Menschen als dumm oder peinlich
angesehen werden könnte.

Soziale Phobie geht insoweit über Schüchternheit hinaus, als dass die Angst
dich von der Teilhabe an gesunden, geselligen Situationen abhält. Menschen
mit einer sozialen Phobie erleben häufig eines oder mehrere der folgenden
Probleme:

✦ Sich mit unbekannten Menschen oder in ungewohnten
Situationen überfordert oder ängstlich zu fühlen.

✦ Besessenheit darüber, beobachtet, überwacht oder beurteilt zu
werden, sei es durch Fremde oder im Freundeskreis.

✦ Überwältigende Angst in jeder sozialen Situation

✦ Starke Angst davor, das Wort in der Öffentlichkeit zu ergreifen –
jenseits dessen, was man als ‚normal' bezeichnen würde.

✦ Angst vor dem Gedanken an eine gesellschaftliche Situation, ohne diese selbst zu erleben.

✦ Intensive Probleme, neue Leute kennenzulernen oder vor anderen zu sprechen.

Viele Menschen mit sozialer Phobie vermeiden soziale Situationen so gut sie können, um das Unbehagen der Angst zu vermeiden.

3. Panikstörung

Die Panikstörung, auch Paniksyndrom, ist eine schwächende Angststörung, die sich von der GAS unterscheidet. Panikstörung bedeutet nicht, in einer bestimmten Situation in Panik zu geraten.

Zum Beispiel ist es natürlich, in Panik zu geraten, wenn man von einem Bären angegriffen wird. Eine Panikstörung ist beispielsweise, wenn man eine intensive Angst vor dem Untergang erfährt, die dermaßen intensive geistige und körperliche Symptome verursacht, dass manche Betroffenen ins Krankenhaus eingeliefert werden, weil sie glauben, dass sie todkrank sind.

Panikstörung ist gekennzeichnet durch:

1. Panikattacken. Diese sind intensive physische und mentale Empfindungen, die durch Stress, Angst oder ohne erkennbaren Grund ausgelöst werden können. Sie beinhalten oft seelische Qualen, werden aber am besten durch ihre körperlichen Symptome erkannt, einschließlich:

✦ Schneller Herzschlag (Herzklopfen oder unregelmäßige/ schnelle Herzrhythmen)

✦ Übermäßiges Schwitzen oder Hitze-/Kältewellen

✦ Kribbeln, Taubheit oder Schwäche im Körper

✦ Depersonalisation (Gefühl, als wärst du außerhalb von dir selbst.)

✦ Schwierigkeiten beim Atmen oder das Gefühl, als ob du tief einatmen müsstest.

✦ Benommenheit oder Schwindel

✦ Brust- oder Bauchschmerzen

✦ Verdauungsprobleme und/oder -beschwerden

2. Angst vor Panikattacken. Diese kann einige oder alle der obigen körperlichen Symptome haben und damit können auch scheinbar nicht verwandte Symptome wie Kopfschmerzen, Ohrendruck und mehr einhergehen. Alle diese Symptome fühlen sich sehr real an, weshalb die Betroffenen, die diese Angst erfahren, oft ärztliche Hilfe aufsuchen.

Panikattacken beider Typen sind auch für ihre mentalen ‚Symptome' bekannt, die etwa zehn Minuten nach einer Attacke ihren Höhepunkt erreichen. Beispiele:

✦ Ein Gefühl des Untergangs oder das Gefühl, als ob man sterben würde.

✦ Ein Gefühl der Hilflosigkeit oder das Gefühl, nicht mehr man selbst zu sein.

Entgegen der landläufigen Meinung ist es möglich, dass die körperlichen Symptome von Panikattacken vor oder nach Angstzuständen auftreten, was bedeutet, dass man körperliche Symptome erfahren kann, bevor man zum Beispiel die Angst vor dem Tod erfährt. Das ist der Grund, warum viele Menschen ihre Symptome nicht mit Angst assoziieren, sondern stattdessen mit der Möglichkeit körperlicher Gesundheitsprobleme.

Eine Panikstörung kann ohne Hilfe sehr schwer zu kontrollieren sein. Sich Hilfe für deine Panikattacken zu suchen, ist ein wichtiges Hilfsmittel, um sie zu stoppen, damit du die Techniken erlernen kannst, die notwendig sind, um die Panik zu beherrschen.

Du kannst auch eine Panikstörung haben, ohne viele Panikattacken zu erleben. Wenn du in ständiger Angst vor einer Panikattacke lebst, kann dich das auch für eine Panikstörungsdiagnose qualifizieren. In solchen Fällen ähnelt die Angst einer generalisierten Angststörung, mit dem Unterschied, dass die Angst in diesem Fall bekannt ist.

4. Agoraphobie

Agoraphobie tritt häufiger bei Erwachsenen auf. Agoraphobie ist die Angst, in die Öffentlichkeit, in offene Räume oder an unbekannte Orte zugehen. Die meisten Menschen, die unter Agoraphobie leiden, verlassen selten ihr Zuhause. Einige können bestimmte Wege zurücklegen, beispielsweise können sie zu ihrem Arbeitsplatz fahren. Einige können zum Lebensmittelgeschäft oder an andere vertraute Orte gehen, aber andere erleben bei der Vorstellung, ihr Zuhause verlassen zu müssen, eine starke, lähmende Angst.

Ich hatte einen Klienten, einen jungen Mann, der zur Arbeit gehen konnte. Er war sehr verantwortungsvoll und zuverlässig. Er konnte mit seinem eigenen Wagen hinfahren. Er konnte sogar für seinen Arbeitgeber als Fahrer arbeiten, solange er nur minimalen Kontakt zu anderen Menschen hatte. Aber er war in Sorge, dass er beim Einkaufen oder an einem öffentlichen Ort eine Panikattacke bekommen könnte und die Leute dies bemerken könnten. Also blieb er zu Hause.

Viele Menschen mit Agoraphobie entwickeln eine Panikstörung. Sie erleben Panikattacken an öffentlichen Plätzen, daher vermeiden sie immer mehr Orte, um Panikattacken zu vermeiden.

Manche Menschen entwickeln nach traumatischen Ereignissen Agoraphobie. Sie befürchten, psychologisch und physisch die Kontrolle zu verlieren, wodurch sie soziale Situationen vermeiden.

Es gibt verschiedene Arten von Agoraphobie:

✦ Obsessive Angst vor dem Umgang mit Gruppen von Menschen, unabhängig davon, ob man sie kennt oder nicht.

✦ Schwerer Stress oder Angstzustände, wenn man sich in einer anderen Umgebung als zu Hause befindet oder in einer Umgebung, in der man keine Kontrolle hat.

✦ Spannungen und Stress bei regelmäßigen Aktivitäten, wie zum Beispiel in ein Geschäft gehen, mit Fremden sprechen oder einfach nur ins Freie gehen.

✦ Die Beschäftigung mit der Frage, wie man sich schützen oder im Falle einer Panikattacke Sicherheit finden kann, ob es Anlass zur Sorge gibt oder nicht.

✦ Deine eigenen Ängste halten dich als Geisel gefangen und hindern dich daran, hinauszugehen und das Leben zu leben.

Viele Menschen erleben von Zeit zu Zeit Momente, in denen sie sich im Freien verletzlich fühlen und lieber in ihrem sicheren Zuhause bleiben. Wenn die Angst jedoch für eine lange Zeit anhält oder dich daran hindert, ein angenehmes Leben zu führen, könntest du eine Agoraphobie haben.

5. Phobien

Phobien sind starke Ängste vor Dingen, Szenarien, Tieren usw. Phobien führen im Allgemeinen zu Katastrophendenken (das Schlimmste wird passieren) oder Vermeidung-Verhaltensweisen (was immer nötig ist, um die Phobie zu vermeiden).

Ein Beispiel für eine häufig vorkommende Phobie ist die Arachnophobie, die Angst vor Spinnen. Sehr wenige Spinnen werden wahrscheinlich einen Menschen beißen und noch weniger sind gefährlich, dennoch empfinden viele Menschen beim Anblick einer Spinne ein Gefühl großer Angst. Andere Beispiele für Phobien sind Schlangen, Mäuse, Flugzeuge, Gewitter, Clowns, Blut und so weiter.

Phobien gelten als eine Angststörung, obwohl manche Menschen ihr ganzes Leben lang eine Phobie haben können und keine Behandlung benötigen. Wenn du zum Beispiel Angst vor Hühnern hast, aber nicht ländlich lebst, ist sie kein Problem für dich.

Alternativ kannst du überall wo du bist, schwere ‚was-wäre-wenn'-Szenarien erleben, einschließlich des Katastrophendenkens, oder dich in öffentlichen Situationen hilflos/hoffnungslos fühlen.

Wenn sich dein Leben aufgrund deiner Phobie ändert, hast du vielleicht ein echtes Problem. Phobien verursachen häufig:

✦ Übermäßige und/oder anhaltende Angst vor einer bestimmten Sache, Situation oder einem Ereignis

✦ Sofortige Angstgefühle, wenn du mit dem Auslöser der Phobie konfrontiert wirst.

✦ Die Unfähigkeit, die Angst zu kontrollieren.

✦ Das Unternehmen von großen Anstrengungen, um die Situation oder das Objekt, das die Angst verursacht, zu meiden.

✦ Das Ändern und Einschränken von Lebensroutinen wegen der Angst

Einigen Menschen mit schweren Phobien verursacht die bloße Vorstellung des Objekts, vor dem sie Angst haben (selbst wenn es nicht anwesend ist), Stress oder Angst oder beeinflusst anderweitig ihr Leben.

Viele Leute haben kleine Phobien, die sie bewältigen können, aber wenn eine Phobie jemals anfängt, deine Fähigkeit zu beeinflussen, dein Leben so zu leben, wie du möchtest, solltest du dir möglicherweise professionelle Hilfe suchen.

6. Posttraumatische Belastungsstörung (PTBS)

PTBS ist eine Angststörung, die sich nach einem oder mehreren traumatischen Ereignissen entwickeln kann. Dies kann über einen gewissen Zeitraum hinweg geschehen und/oder eine Sammlung dessen sein, was wir das ‚kleine t' und/oder ‚große T' in der Desensibilisierung und Aufarbeitung durch Augenbewegungen (englisch: ‚Eye Movement Desensitization and Reprocessing' bzw. EMDR) nennen; siehe Glossar, Seite page 149 für die vollständige Bedeutung.

PTBS betrifft Menschen sowohl psychologisch als auch körperlich. In den meisten Fällen ist die Person mit PTBS diejenige, die das traumatische Ereignis erlebte, obwohl es möglich ist, PTBS zu bekommen, indem man einfach ein Ereignis oder eine Verletzung beobachtet oder sogar, wenn jemand in deinem Umfeld ein traumatisches Ereignis zu verarbeiten hat. Therapeuten können ein sekundäres Trauma erleiden, wenn sie traumatische Geschichten hören.

Betroffene von einer PTBS werden möglicherweise Verhaltensweisen, Ereignisse, Dinge und sogar andere Menschen meiden, die sie an das Trauma erinnern könnten. Viele Menschen mit PTBS haben auch Probleme mit ihrem emotionalen Denken und ihrer Zukunft. Manche fühlen ein Desinteresse an oder eine Losgelöstheit von der Liebe. Andere werden emotional taub. Einige glauben, dass eine dunkle Wolke ihnen folgt. Andere sind davon überzeugt, dass sie zum Sterben bestimmt sind. Alle diese emotionalen Kämpfe können bei Menschen mit PTBS häufig auftreten.

Symptome von PTBS umfassen:

✦ Rückblenden, das bekannteste Symptom von PTBS. Betroffene erleben das Trauma oft mental und körperlich, als ob es noch einmal passiert. Rückblenden kommen als aufdringliche Gedanken oder Albträume und/oder Nachtschrecken, egal ob vorher getriggert oder nicht.

✦ Auslöser, die oft mit dem Ereignis in Zusammenhang stehen, sind Gerüche, Geräusche, Geschmäcker, Gefühle, Farben und so weiter. Ein Auslöser kann das Gedächtnis reaktivieren.

✦ Angst und/oder Hypervigilanz vor dem Wiederauftreten. Wie bei Panikattacken kannst du PTSB haben, wenn du Folgendes bemerkst:

◇ Regelmäßige, tägliche Angst vor der Idee eines sich wiederholenden Ereignisses.

◇ Hypervigilanz vor bestimmten Orten und Ereignissen, wie Schwimmbäder, Auto fahren, Feuer und so weiter

Posttraumatischer Stress erschöpft deine Ressourcen und Belastbarkeit. Du kannst leicht aufbrausend, weniger geduldig und wütend sein. Vielleicht kannst du leicht erschreckt oder verschreckt werden und/oder Probleme beim Schlafen haben.

Wenn du vermutest, dass du PTBS haben könntest, suche dir externe Unterstützung. PTBS kann das Leben von Betroffenen jahrelang nach dem Ereignis beeinträchtigen, möglicherweise sogar für den Rest ihres Lebens.

7. Zwangsstörung (englisch: OCD Obsessive-Compulsive Disorder)

Zwänge und Obsessionen sind ähnlich, präsentieren sich aber auf unterschiedliche Weise:

✦ *Obsessionen* basieren auf Gedanken. Sie sind eine Beschäftigung mit einem bestimmten, normalerweise negativen oder ängstlichen Gedanken, den eine Person nicht loswerden kann, egal wie sehr sie es versucht.

✦ *Zwänge* sind verhaltensbasiert. Sie sind ein ‚Bedürfnis', eine Handlung oder Aktivität auszuführen, oft auf sehr spezifische Weise: So sehr es die Person auch versucht, sie kann sich nicht davon abhalten, das Verhalten auszuführen.

Betroffene von OCD zeigen oft Verhaltensweisen und Ängste, die nicht nur die Menschen um sie herum verwirren, sondern auch für die Person mit OCD selbst verwirrend sein können.

Eine Besessenheit wäre zum Beispiel die Sorge, dass dein Freund deiner überdrüssig wird, während ein Zwang darin bestünde, dass du dich ängstlich fühlst, wenn du nicht die Türklinke mehrfach herunterdrückst, bevor du das Haus verlässt. In vielen Fällen sind die Gefühle miteinander verbunden: Menschen mit Zwangsstörungen haben vielleicht das Gefühl, dass sie eine Türklinke anfassen zu müssen, oder ihr Freund könnte ihrer überdrüssig werden.

Sie können Zwangshandlungen ohne Obsessionen haben, obwohl die Betroffenen in den meisten Fällen starken Stress erfahren, wenn sie nicht auf den Drang des Zwangs reagieren. Sie können auch Obsessionen ohne Zwänge (wie die Angst vor Keimen) haben, aber in vielen Fällen werden diese Ängste zu einem Zwang führen, wie zum Beispiel, dass sie ihre Hände immer und immer wieder waschen müssen.

Obsessive Gedankenmuster

Viele Menschen mit Zwangsstörungen durchlaufen eine Reihe von Denkprozessen, die zu Obsessionen und Zwängen führen. Nachfolgend einige Beispiele für obsessive Denkmuster und zwanghafte Verhaltensmuster.

✦ Du bist ‚besessen' von Dingen, über die du dir als einzige Person Sorgen machst.

✦ Du versuchst, diese Gedanken abzuschütteln, wenn sie auftreten, indem du eine bestimmte Aktion ausführst.

✦ Du findest heraus, dass die Aktion nicht funktioniert, und schließlich geht die Besessenheit weiter.

✦ Du bist wütend darüber, dass du diese Gedanken nicht abschütteln kannst.

✦ Du stellst fest, je schlimmer du dich fühlst, desto mehr scheinst du von diesen Gedanken besessen zu sein.

Zwanghafte Verhaltensmuster

✦ Du erlebst Angst, oft wegen einer Obsession (wenn auch nicht unbedingt).

✦ Du führst eine Aktion aus, die diese Angst etwas verringert.

✦ Du wendest dich dieser Aktion zu, um deine Angst zu lindern, bis sie zu einem Ritual wird.

✦   Du stellst fest, dass du dieses Verhalten unbedingt ausführen
    musst, da sonst deine Angst überwältigend wird.

✦   Du wiederholst die Aktion und verstärkst das Verhalten.

Zwangshandlungen und Obsessionen mögen sehr ungewöhnlich
erscheinen und es ist möglich, dass die Betroffenen wissen, dass sie irratio-
nal und/oder seltsam sind, aber Menschen mit OCD haben immer noch das
Gefühl, dass sie ihre obsessiven Gedankenmuster nicht kontrollieren können.

Es gibt viele Arten von Angststörungen. Menschen können sie zusammen
oder getrennt in unterschiedlichen Intensitäten erleben. Das nächste Kapitel
diskutiert die vielen Schichten der Angst

Die elf Schichten der Angst

Im Laufe der Jahre habe ich entdeckt, dass Angst viele Schichten hat, die sich mit der Zeit aufbauen können und die uns allmählich oder plötzlich daran hindern können, unser Leben zu genießen. Im vorigen Kapitel haben wir die verschiedensten Arten von Angst diskutiert. In diesem Kapitel beschreibe ich elf dieser Schichten – Faktoren, die die Art(en) der Angst, die wir erfahren, verstärken können.

Ich habe bei der Arbeit mit meinen Klientinnen und Klienten entdeckt, dass die Untersuchung und Adressierung dieser Schichten die Intensität unserer Angst senken und die Zahl auf der Skala verringern kann. Einige sind leicht anzusprechen, andere erfordern mehr Zeit und Mühe.

Normalerweise können wir verschiedene Belastungen gleichzeitig tolerieren. Wir alle haben jedoch eine Grenze. Wenn es zu viele gibt und wir unsere persönliche Grenze überschreiten, können wir schnell in einen sehr angsterfüllten Zustand geraten. Deine eigenen Erfahrungen und ein Ausprobieren werden dir aufzeigen, wo deine Grenzen sind. Wenn du deine Fertigkeiten und deine Widerstandsfähigkeit stärkst, wirst du dich wahrscheinlich schneller von deinen Ängsten erholen.

Der erste Schritt ist es zu verstehen, welche Schichten zu deiner Angst beitragen. An anderer Stelle in diesem Buch werden wir über Möglichkeiten sprechen, mit der Angst umzugehen.

1. Substanzen

Substanzen wie Koffein, Zucker, Alkohol und Drogen, ob pharmazeutisch oder zur Entspannung eingesetzt, können das Gehirn beeinflussen und Angstsymptome verursachen. Nikotin ist dafür bekannt, den Körper zu stimulieren und das Herz stärker arbeiten zu lassen. Raucher werden sagen, dass das Rauchen sie beruhigt. Allerdings sind Raucher eher ängstlicher und schlafen nicht so gut wie Nichtraucher. Übermäßiger Salzkonsum kann den Körper belasten. Zu viel Salz kann das Kalium im Körper dezimieren, welches für ein funktionierendes Nervensystem wichtig ist. Es erhöht zudem den Blutdruck und belastet Herz und Arterien. An der Verstoffwechselung von Zucker im Körper sind verschiedene Organe beteiligt.

Wenn du empfindlich auf Zucker reagierst, antwortet dein Körper möglicherweise mit Unruhe, Herzklopfen und Angstzuständen.

Edmund J. Bourne gibt in seinen Büchern an, dass etwa 5.000 chemische Zusatzstoffe in der kommerziellen Lebensmittelverarbeitung verwendet werden. Über die langfristigen Auswirkungen dieser Chemikalien auf unseren Körper ist wenig bekannt. Einige Lebensmittel und Zusatzstoffe sind dafür bekannt, nachteilige Reaktionen hervorzurufen:

> *Fallbeispiel*: Ich habe eine Empfindlichkeit gegenüber Zucker und wenn ich zum Abendessen Pasta aus gebleichtem Weißmehl esse, bleibe ich die ganze Nacht wach. Ich habe auch eine Deadline für den Genuss von Schokolade und Koffein: Wenn ich diese bis 14 Uhr zu mir nehme, kann mein Körper diese Genussmittel verstoffwechseln. Mein Körper benötigt fünf bis sechs Stunden, um den Zucker zu metabolisieren und das Koffein abzubauen. Andererseits können mein Bruder und meine Mutter noch kurz vor dem Schlafengehen Kaffee trinken und trotzdem einschlafen.

Es ist wichtig,
deinen Körper und dessen Grenzen zu kennen.

Wenn das Gehirn nicht genug Wasser bekommt, kann es Signale an den Körper senden, die denen der Angst ähnlich sind.

Alkohol verbraucht die Flüssigkeit im Körper und kann ähnliche Reaktionen wie Angst verursachen. Wein und Alkohol enthalten viel Zucker. Entkoffeinierte Produkte und grüner Tee enthalten immer noch Koffein.

> *Fallbeispiel*: Eine Klientin rief mich ziemlich aufgeregt und verärgert an. Sie fürchtete sich vor einer bevorstehenden Panikattacke. Ich fragte sie, ob irgendetwas Ungewöhnliches in ihrem Leben vor sich ging, und sie verneinte. Ich fragte sie, wie oft sie sich so fühlte, und sie antwortete: „So ziemlich jeden Tag". Dann fragte ich, was sie an diesem Tag gegessen hatte. Sie sagte, sie fühle sich zu krank, um zu essen. Sie hatte am Morgen als Erstes eine Tasse Kaffee getrunken. Dann wurde ihr übel, also aß sie nichts. Allerdings hatte sie anschließend noch sieben Tassen Kaffee zu sich genommen. Sie berichtete, dass sie nicht gut geschlafen hatte. Ich schlug ihr vor, dass sie sich vom Kaffee entwöhnen und in einer Woche wieder anrufen sollte. Als wir uns wieder sprachen, sagte sie, dass sie sich immens anders fühle. Ihr Angstlevel war niedriger und sie schlief viel besser.

Nochmals, kenne deine Grenzen.

Diverse Nahrungsmittelunverträglichkeiten können Angstzustände verursachen. Wenn du eine Unverträglichkeit auf ein oder mehrere Nahrungsmittel bei dir vermutest, kannst du einen entsprechenden Bluttest veranlassen, um das zu überprüfen. Frage deinen Hausarzt. Du kannst auch einen Lebensmittelunverträglichkeitstest in einem Labor oder bei einem Arzt für Naturheilkunde veranlassen. Viele meiner Klientinnen und Klienten haben sich auf meinen Rat hin auf Lebensmittelunverträglichkeiten testen lassen und es wurden entsprechende Unverträglichkeiten gefunden. Sobald sie ihre Ernährung umgestellt hatten, hat sich ihre Stimmung sehr verbessert. Ich spreche mehr darüber im Abschnitt ,*Strategien*' (Seite 22).

Ein Mangel an Vitamin B1, B2, B6 und B12 kann zu Angstzuständen und innerer Unruhe führen. Wenn du mögliche Nahrungsmittelunverträglichkeiten und einen Vitaminmangel überprüfen lassen willst, kannst du dich an deinen Arzt wenden.

2. Physiologisch

Physiologische Zustände können Angst nachahmen, auslösen oder verstärken. Aktiv zu sein, ist für viele Menschen ein Weg, ihre Angst zu bewältigen. Unser Körper produziert Endorphine (Wohlfühlhormone), wenn wir körperlich aktiv sind. Diese können helfen, Gefühle der Angst zu lindern.

Ein Hormonungleichgewicht und/oder eine Fehlfunktion der Schilddrüse können ähnliche Symptome wie Angst hervorrufen. Auch ein Eisenmangel kann Symptome einer Depressionen und Angststörungen auslösen. Wenn du Angst hast und nach dem Lesen dieses Kapitels immer noch nicht weißt, warum, dann bitte deinen Hausarzt, einige Tests durchzuführen, um mögliche körperliche Ursachen zu identifizieren. In meiner Therapiepraxis frage ich normalerweise: „Wie ernährst du dich? Welche Aktivitäten machst du? Wie schläfst du? Wenn du nicht gut schläfst, ist Schlaflosigkeit die Ursache oder ein Ergebnis von Angst oder beides?". Schlafmangel kann angstähnliche Symptome verursachen. In diesem Fall kann eine medizinische und/oder psychische Gesundheitsberatung nützlich sein.

3. Wirklichkeit

Gibt es etwas in der Realität, auf das man achten muss, wie eine ausstehende Entscheidung, mehrere dringende Vorhaben wie Arbeitssuche, Finanzen managen, jemanden besuchen? Deadlines für Projekte? Bevorstehende Vorträge oder Präsentationen? Prüfungen? Einen Umzug? Vorstellungsgespräche? Gerichtsverhandlungen? Gespräche mit Fachleuten? Arzttermine? Eine Operation? Eine Trennung oder Scheidung?

Hier können Furcht und Angst nützliche Indikatoren für sehr reale Themen sein, mit denen wir uns befassen müssen. Zum Beispiel: Hast du finanzielle Sorgen? Kannst du deine Rechnungen nicht bezahlen? Deine Angst kann bedeuten, dass es Zeit ist, sich um deine Finanzen zu kümmern. Überprüfe dein Bankkonto. Erwäge eine Budgetierung, vielleicht Schuldenkonsolidierung und/oder ein Schuldenabbauprogramm. Es kann Recherche erfordern, und vielleicht solltest du einen Finanzcoach hinzuziehen. Es ist erstaunlich, welche Ressourcen wir in unserer Gesellschaft haben, die uns bei

Finanzsachen helfen. Ich nahm einmal an einem Vortrag teil, der von einer Kollegin gehalten wurde, die die Teilnehmenden ermutigte, sich einen ergänzenden Termin geben zu lassen, damit sie ihre Finanzen beurteilen und ihnen bei der Planung helfen konnte. Sie schlug vor, dass jeder das tun sollte, auch wenn er kein Geld habe, um zu investieren. Sie hilft auch bei der Planung für die Zukunft.

Ich nahm meine Freundin mit zu ihrem Angebot. Ich fühlte mich allgemein sehr verwundbar und war über den Zustand meiner Finanzen beschämt. Sie hatte jedoch eine Art, bei der ich mich wohlfühlte, und als ich meine anfängliche Nervosität überwunden hatte, fühlte ich mich besser.

Fallstudie: Sheila kam wegen ihrer kürzlich erfolgten Trennung hysterisch und weinerlich in meine Privatpraxis. Sie hatte Mühe klarzudenken und gab ihrer Vergangenheit die Schuld an ihrer ‚übertriebenen' Ängstlichkeit. Sie glaubte anderen, die ihr sagten, dass sie ihre Angstgefühle übertrieb. Die Wahrheit war, dass sie gerade mit ihren zwei kleinen Töchtern im Haus ihres getrenntlebenden Ehemannes wohnte. Sheila hatte keinen eigenen Raum und wusste nie, wann ihr Ex-Mann kommen oder gehen würde. Er respektierte ihre Privatsphäre nicht. Die Unterstützung durch ihre Mutter scheiterte, weil sie für ein Haus für Sheila keinen Kredit bekommen konnte. Durch die Miete würde sie weniger für den Hauskauf beiseitelegen können und die Zeit, in der sie auf ein sicheres Zuhause für sich und ihre zwei kleinen Kinder sparen musste, verlängern. Auf einer ‚Maslow-Hierarchieebene' (siehe Glossar, Seitepage 149) wurde sie herausgefordert. Sie wusste nicht, wo sie leben und wie sie überleben sollte. Als ich ihre Gefühle anerkannte und ihr erklärte, was ihre Ängste verursachen könnte, atmete sie tief durch und ihr Angstlevel sank so weit, dass sie klarer denken konnte.

Fallstudie: Vor ein paar Jahren habe ich ein Haus und ein Studio auf sechs Morgen Land (entspricht ca. 24.300 qm) gekauft. Der Umzug von einem Einfamilienhaus in der Stadt aufs Land war ein Schock. Viele Herausforderungen lagen vor mir und zwei Jahre lang wachte ich jeden Tag mit Übelkeit und Panik in mir auf. Ich hatte Mühe zu denken, ich war regelrecht verstört. Eine lokale Immobilienfirma, die den Verkauf abwickelte, machte mir mehr Arbeit, als dass sie mir Arbeit abnahm, und der ursprüngliche Eigentümer hatte die vielen Schwächen des Hauses nicht offengelegt. Einen Winter später erkannte ich, dass mein Haus sich nicht sicher anfühlte, es war kalt im Winter und die Stromkosten beliefen sich auf 12.000 Dollar pro Jahr (eine Erhöhung von 9.000 Dollar im Vergleich zu meinem Haus in der Stadt). Das Dach war an sieben Stellen undicht. Im Studio froren die Rohre ein. Die Ameisen fraßen mein Zuhause regelrecht auf. Ich hatte nicht genug Geld, um alle Probleme zu beheben. Obwohl ich versuchte, eine Privatpraxis aufzubauen, erkannte ich, dass ich zunächst meine Finanzen in Ordnung bringen und mein Haus sicher machen musste, damit ich mich wohlfühlen konnte. Ich musste dies zu einer Priorität machen, da es meine Gesundheit und mein persönliches und berufliches Leben beeinträchtigte. Ich war in der Lage, einen neuen Kredit auf das Haus aufzunehmen und das Dach neu decken zu lassen; ich reparierte die Fenster, löste das Stromproblem und installierte einen Holzofen. Ich fühlte mich endlich sicher und geborgen und war angekommen.

Vielleicht bist du nervös, wenn du einen Arzt aufsuchen oder Tests durchführen lassen musst. Es ist natürlich, dabei etwas Nervosität zu empfinden. Kannst du akzeptieren, dass dich manche Situationen nervös machen? Du kannst eine schlaflose Nacht oder zwei haben, das ist natürlich. Wenn du weißt, dass das natürlich ist, kannst du gütig und sanft zu dir selbst sein und dich mit etwas Selbstfürsorge verwöhnen.

Wie kann man sich in einer schwierigen Situation klarmachen, dass sie vorbeigehen wird? Sei dir deiner Grenzen bewusst und beachte die anderen möglichen Ursachen deiner Angst.

4. Überstimulation

Mobiltelefone, SMS, Computer, TV und Spiele sind im vernünftigen Rahmen alle nützlich. Wenn wir jedoch unsere Grenzen überschreiten, ist die Stimulation überwältigend und kann die Angst befeuern. In dieser sich häufig ändernden hochtechnisierten Welt erwarten wir schnelle Antworten und Botschaften. Die Angst, etwas zu verpassen (englisch: ,Fear-of-missing-out' bzw. FOMO), ist zu einem Begriff für unsere schnelllebige technische Kultur geworden.

> *Fallstudie*: Bonnie, eine 17-jährige Klientin, hatte Probleme, genug Schlaf in der Nacht zu finden. Sie berichtete, dass sie zwischen zehn und zwanzig Textnachrichten vor dem Schlafengehen von verschiedenen Freundinnen und Freunden bekäme. Sie war so gewissenhaft, dass sie das Gefühl hatte, sie müsse sie alle beantworten, bevor sie zu Bett ging. Das dauerte natürlich bis tief in die Nacht hinein. Sie sorgte sich wegen des Gruppendrucks und wollte niemanden verletzen. Schließlich teilte sie ihren Freundinnen und Freunden mit, dass sie um 21 Uhr ihr Telefon abschalten würde, damit sie ihre Hausaufgaben machen und ins Bett gehen konnte. Sie berichtete anschließend, dass sie jetzt mehr schliefe und sich besser fühlen würde. Danach gefragt, gab Bonnie an, dass ihr Freundeskreis es akzeptieren würde, dass sie ihr Handy ausschaltet.

Viele Menschen sehen vor dem Schlafengehen fern oder sitzen am Computer. Studien zeigen, dass die blaue Strahlung des Bildschirms das Gehirn dazu bringt zu denken, dass es Tag ist, sodass es nicht abschalten will. Mach eine oder zwei Stunden vor deiner Schlafenszeit den Bildschirm aus, damit sich dein Gehirn beruhigt und du schlafen kannst.

Ich sollte diesen Rat auch selbst befolgen. Ich bin oft am Abend inspiriert, etwas zu schreiben, und kann anschließend für ein paar Stunden nicht einschlafen.

5. Kulturelle und soziale Überzeugungen

Ein sozialer Glaube ist ein Glaube, der als wahr gelehrt wird. Diese Art von Glauben kommt von Quellen, die Teil unserer sozialen Struktur sind, wie Eltern, Geschwister, Lehrkräfte, Nachbarn, Fremde, Medien, Werbung, Bücher, Klassenkameraden, Gleichaltrige, Seelsorger und/oder alle, die dir vielleicht einen Glauben anerziehen, sodass du ihn für wahr erachtest. In der Realität mögen diese Glaubenssätze nicht wahr sein. Sie können nützlich sein oder auch nicht – oder sogar schädlich für dich sein. Sie können nicht wahrhaft für dich sein.

Achte auf deine Überzeugungen. Manchmal passen sie zu dem, wie du bist. Du kannst jedoch von einem Glauben getrieben werden und denken, dass du etwas tun musst, weil der Glaube es dir vorgibt, anstatt etwas zu tun, weil es sich für dich wahr und richtig anfühlt. Etwas wegen eines Glaubens und eines Gefühls von ‚sollte-man-tun' zu machen, kann Selbstzweifel, Hinterfragen, inneren Dialog, inneren Konflikt und vielleicht Angst verursachen. Wenn wir eine Überzeugung wahrnehmen, können wir entscheiden, wie wir handeln wollen. Wir können immer noch einem Glauben folgen. Zumindest wissen wir aber, warum wir es tun.

Unser Gehirn hängt an Überzeugungen fest, weil wir ein tief verwurzeltes Bedürfnis haben dazuzugehören. Gegen einen Glauben zu verstoßen kann bedeuten, Ausgrenzung zu riskieren. Es ist auch bemerkenswert, dass wir alle eine verschiedene Kombination von Überzeugungen haben. Dies kann Konflikte innerhalb einer Familie, eines Paares oder einer Gemeinschaft verursachen.

Kulturelle Überzeugungen werden von Generation zu Generation weitergegeben. Wenn sie analysiert werden, haben sie vielleicht vor vier Generationen Sinn gemacht, aber jetzt nicht mehr. Kulturelle Überzeugungen stammen aus unserem kulturellen Erbe und unseren Familien. Hier einige Beispiele:

✦ Kanadier sind auf der ganzen Welt als freundliche, sanfte und angenehme Menschen bekannt. Es ist eine Verallgemeinerung.

✦ Vorehelicher Sex: Auf der ganzen Welt gibt es Unterschiede, wie vorehelicher Sex betrachtet wird. In einigen afrikanischen Stammeskulturen werden Jugendliche ermutigt, vor der Ehe mehrere Sexualpartner zu haben, um den Sexualtrieb aus ihren Systemen ‚herauszuholen'. Die meisten Eltern in Nordamerika befürworten Sex unter Teenagern nicht, obwohl einige ihre Teenager dazu anleiten, ‚Safer Sex' zu praktizieren, weil sie wissen, dass die Hormone überkochen und die

Jugendlichen sich austoben wollen. In vielen europäischen Ländern gilt vorehelicher Sex als selbstverständlich und als Teil der menschlichen Natur, sodass viele Familien sexuelle Beziehungen unter Jugendlichen nicht als Tabu betrachten. Viele Frauen in Europa sind oben ohne am Strand. Das ist für sie natürlich und gilt weder als unanständig noch als sexuelle Provokation. Als eine junge Frau in Kanada zu Besuch war, sah sie sich genötigt, zum ersten Mal in ihrem Leben ein Bikinitop zu kaufen, um am Strand zu sein. Sie fand das seltsam.

✦ Tod: Die Normen über den Tod variieren mit jeder Kultur. Die Chinesen heuern professionelle Klageschreier an, um Hinterbliebenen beim Trauern zu helfen. Menschen in Mexiko feiern den Tag der Toten, während Menschen in Nordamerika dazu neigen, hinter dem Tod mit einer geschlossenen Schatulle, Beerdigung und/oder Feier des Lebens aufzuräumen und weiterzumachen. Einbalsamierung ist eine modernere nordamerikanische Tradition, die nicht überall auf der Welt praktiziert wird.

Dies sind nur einige Beispiele für kulturelle Unterschiede.

Folgende Geschichte erzähle ich gerne in meinen Workshops: Ein junges Mädchen fragt ihre Mutter zu Ostern, warum der Knochen vor dem Garen vom Braten entfernt und neben das Fleisch gelegt wird. Die Mutter antwortet: „Ich weiß es nicht wirklich, meine Mutter hat es immer so gemacht. Lass sie uns fragen, wenn sie zum Abendessen kommt." Sie fragten die Großmutter, warum der Knochen abgetrennt wird. Sie antwortete, dass ihre Mutter es immer so getan habe. Sie vermutete, dass es für den Geschmack sein könnte. Später am Abend besuchten sie die Ur-Großmutter und fragten sie, ob sie wisse, warum der Knochen vom Fleisch getrennt wurde. Diese antwortete: „Es war die einzige Möglichkeit, wie der Braten in den Ofen passte."

Weitverbreitete Überzeugungen und Glaubenssätze

Das Leben ist gefährlich.

Du musst hart arbeiten, um dir deinen Lebensunterhalt zu verdienen.

Gegensätze ziehen sich an.

Jungs sind zäh. Jungen weinen nicht.

Mädchen sind nett. Es ist unschön, wütend zu sein.

Kanadier sind sanft.

Ich treffe schlechte Entscheidungen.

Ich bin hässlich.

Ich bin beziehungsuntauglich.

Geld ist die Wurzel allen Übels.

Reiche Leute sind Gauner.

Blondinen sind dumm.

Blondinen haben mehr Spaß im Leben.

Ich bin nicht gut genug.

Sei nicht zu glücklich, für den Fall, dass etwas Schlimmes passiert.

Dünn sein ist schön.

Übergewichtige Menschen sind faul.

Gute Dinge passieren nicht einfach.

Vergnügen ist frivol.

Frage dich, ob diese Glaubenssätze 100% der Zeit absolut wahr sind. Dann überlege dir eine andere Perspektive, die besser zu dir und deiner Situation passt.

6. Selbstzweifel

Selbstzweifel können ein Symptom für ein geringes Selbstwertgefühl sein. Die Unsicherheit beim Hinterfragen einer Entscheidung oder das ‚Hin- und Zurück' und die Tatsache, dass du dir deiner Authentizität nicht bewusst bist, sowie Konflikte mit Glaubenssätzen, können Besorgnis und Angst hervorrufen.

Ständiges Hinterfragen und Selbstzweifel können zu einer Schleife werden und Angst erzeugen. Der Abschnitt ‚*Bevollmächtige deinen Angstkrieger*' enthält Ideen, die dir helfen zu lernen, Selbstzweifel abzubauen, deine Belastbarkeit zu stärken und innere Ressourcen und Selbstachtung aufzubauen.

7. Perfektionismus

Es allen Recht machen zu wollen, alles korrekt zu erledigen und perfekt zu sein, sind Ursachen vieler Ängste. Unser Bestes zu geben, das Beste zu erwarten und nach dem Besten zu streben – das sind alles erstrebenswerte Ziele. Perfekt zu sein als Mutter oder Vater, als Angestellter, Künstler oder Student, ist jedoch unvernünftig und ein Auslöser für Stress und Angst. Wie kannst du dich im Streben und in der Unvollkommenheit wohlfühlen? Kannst du dich dabei wohlfühlen? In der Mitte eines Projekts? In der Mitte der Fertigstellung? Mitten im Durcheinander, im Chaos? Kann ein halbfertiges Projekt oder Ziel bewundert werden? Ja, auf alle diese Fragen.

Hindert dich dein Perfektionismus daran, ein Buch fertigzustellen? Ein Haus zu bauen, ein Stück zu schreiben, einen Kurs zu belegen, malen zu lernen?

8. Negatives Denken

Nimm dir einen Moment Zeit, die Qualität deiner Gedanken zu reflektieren. Fluchst du in Gedanken? Ob im Straßenverkehr, über andere, dich selbst oder das Wetter? Ist das Leben fair? Fühlt es sich so an, als würde immer etwas schiefgehen?

Konzentrierst du dich auf Fehler? Mängel? Bist du anderen gegenüber kritisch? Oder fragst du dich vielleicht, warum Menschen so inkompetent sind? Beschwerst du dich viel? Sagen andere, du beschwerst dich oft?

Negatives Denken und ‚Katastrophendenken' können Angst und Sorge aufrechterhalten.

Wir besprechen die Auswirkungen der Sprache in den Punkten 10 (Seiten page 57). und 11 (Seiten page 60) des Kapitels ‚*Befähige deinen Angstkrieger*'. Diese Abschnitte zeigen dir, wie du dir der Sprache bewusstwirst und wie du die Sprache so ändern kannst, dass sie deine Träume und Wünsche widerspiegelt.

Kannst du Probleme als Chance betrachten?
Herausforderungen als Lernkurven?

9. Hochsensibilität

Eine hochsensible Person (HSP), auch bekannt als Person mit sensorischer Verarbeitungssensitivität (englisch: Sensory Processing Sensitivity bzw. SPS), ist eine Person, die gegenüber externen Reizen überempfindlich ist und eine größere Tiefe der kognitiven Verarbeitung und eine hohe emotionale Reaktivität aufweist. Diese Begriffe wurden Mitte der 1990er Jahre von Elaine Aron bekanntgemacht. Die sensorische Verarbeitungssensitivität SPS wird durch die von Aron entwickelte Hochsensible Personen Skala (HSPS) gemessen.

Nach Angaben von Aron und Kollegen (1997) machen Menschen mit hoher SPS etwa 15 bis 20 % der Bevölkerung aus. Es wird angenommen, dass diese Menschen sensorische Daten aufgrund der Natur ihres zentralen Nervensystems tiefer verarbeiten. Aron und Kollegen stellten fest, dass eine hohe SPS keine Störung ist und dass sie sowohl mit positiven als auch negativen Attributen assoziiert ist.

Eine hohe Sensitivität als Charaktereigenschaft kann Personen anfälliger für Ängste machen und/oder ihnen das Gefühl der Überforderung geben. Diejenigen von uns, die sehr empfindlich sind, müssen sich um ihre Sensibilität kümmern. Es ist notwendig, dass wir über eine Ressource für die tägliche Übung und Grundkenntnisse verfügen.

Das hochsensible Kind

In meiner Privatpraxis sehe ich viele hochsensible Kinder. Ist dein Kind sehr auf seine Sinne eingestellt? Hat es einen feinen Geruchssinn oder ein ausgezeichnetes Gehör? Reagiert es stark auf körperliche Schmerzen?

Ist dein Kind emotional leicht überwältigt? Oder ist es wahrscheinlicher, dass es sich zurückzieht, wenn es überstimuliert ist? Viele meiner jungen Klientinnen und Klienten wollen sich bei jeder Gelegenheit unter der Bettdecke verstecken.

Vielleicht hat dein Sohn ein tieferes Verständnis als seine Altersgenossen oder sogar Erwachsene. Stellt er tiefgründige Fragen, denkt er viel über sich selbst oder über seine Erfahrungen nach?

Ist sich deine Tochter ihrer Umgebung bewusst? Bemerkst sie, wenn kleine Haushaltsgegenstände bewegt wurden, oder kleinere Veränderungen an anderen, wie zum Beispiel einen neuen Haarschnitt?

Ist dein Kind sehr sensibel in Bezug auf die Emotionen anderer? Bemerkt es, wenn jemand traurig ist und versucht zu helfen? Oder scheint es besonders sensibel auf die Gefühle von Tieren zu reagieren?

Wenn du in diesen Aussagen dein Kind wiederfindest, erfährst du mehr über die Erziehung eines sensiblen Kindes unter: www.eDucation.com/magazine/article/Raising_Sensitive_Child/

10. Erinnerungen

Wir alle kennen Gerüche, Handlungen, Farben, Berührungen, Geschmäcker und Klänge, die wunderbare Erinnerungen in uns auslösen. Das ist so, weil unser Langzeitgedächtnis mit Teilen des Gehirns verknüpft ist, die unsere emotionalen und physischen Reaktionen auf Situationen und Ereignisse regulieren. Aber wenn diese sensorischen Auslöser mit Stresssituationen oder -ereignissen verbunden sind, können sie Angstzustände verursachen. Manchmal kann allein der Auslöser Angst verursachen, ohne dass wir die Erinnerung abrufen.

11. Traumata

Wenn du vor kurzem ein Trauma erlebt hast, wird die Verarbeitung einige Zeit dauern. Während dieser Zeit ist es natürlich, Angst zu empfinden. Diese Angst wird sich über die nächsten Wochen verringern, bis sie verschwindet, aber manchmal wird es im Gedächtnis gespeichert. Große und kleine Traumata können bestehen bleiben, wenn das Gehirn das Trauma nicht verarbeitet hat oder nicht verarbeiten kann. Dies kann im Laufe der Zeit geschehen oder es kann mit einem Vorfall oder mehreren Traumata geschehen.

Ein kleines Trauma, ein ‚kleines t', könnte durch einen Sturz mit dem Fahrrad, dadurch, dass eine Wunde nach einem Unfall genäht werden muss, oder durch eine fälschliche Bezichtigung eines Diebstahls entstehen. Ein großes Trauma, ein ‚großes T', ist katastrophaler, und bezieht sich oft auf einen Autounfall, ein Feuer, einen Kampf, Tod und so weiter. Das Gehirn ist in der Regel dafür ausgerüstet, ein Trauma zu verarbeiten, manchmal kann es das aber nicht. Manchmal sind die Gründe klar, manchmal nicht. Wenn das Gehirn das Trauma nicht verarbeiten kann, spricht man von einer posttraumatischen Belastungsstörung. Wie bereits in der Diskussion über möglichen posttraumatischen Stress erwähnt, kann es ratsam sein, professionelle Hilfe hinzuziehen.

Jetzt ist ein weiterer guter Zeitpunkt, um die Check-in-Skala zu benutzen. Wie hoch ist dein Angstniveau gerade auf einer Skala von null bis zehn? Sind einige der zuvor erwähnten Schichten überschaubarer geworden? Bist du neugierig geworden? Dann lies weiter, denn der Rest des Buches handelt von Ressourcen und Strategien, um deinen inneren Krieger zu stärken.

Befähige
Deinen Angstkrieger

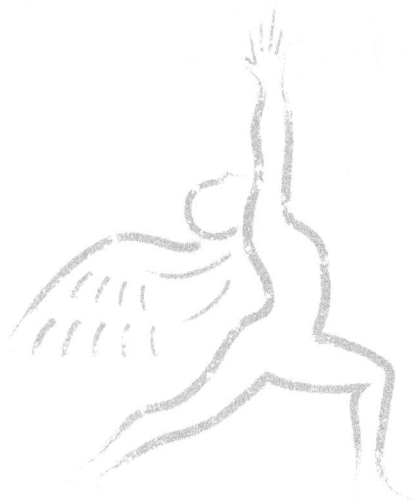

Befähige deinen Angstkrieger

Dieses Kapitel des Buches ist gefüllt mit Strategien zur Bekämpfung von Angstzuständen, die auf meiner eigenen Erforschung von Angstzuständen und meiner Arbeit mit den Klientinnen und Klienten basieren. Probiere sie aus, erkunde sie und spiele sie durch. Finde die Strategien, die dir nutzen und dir die meiste Energie geben. Es wird Zeiten geben, in denen du vielleicht nur eine benötigst, und andere, in denen du mehrere anwenden solltest. Jede ist anders und jede Episode von Angst kann anders sein. Wähle die Strategien aus, die für dich funktionieren. Einige Aktivitäten lassen sich mit anderen Aktivitäten verknüpfen. Andere bleiben eigenständig.

In meinen Vorträgen und in diesem Buch betone ich die Wichtigkeit, sich bewusst zu sein, zu entdecken und zu praktizieren.

Leben ist Übung, Meisterschaft ist Übung, Dankbarkeit ist Übung. Angst zu bewältigen ist ebenfalls Übung.

Überlege dir, wie du deine eigenen täglichen Übungstechniken erstellen möchtest.

In meinem persönlichen Journal habe ich eine Liste von Strategien zusammengestellt, die ich aus Erfahrung kenne: Erdung, Atmung, Dankbarkeitspraxis, Schutzhelm, Betrachtung von außen, Pause, Mitteilung, Sicherer-Ort-Meditation, Gefäß, Bestätigung, Setzen achtsamer Absichten, Schaffen positiver Überzeugungen, die für mich arbeiten, Klangschalen-Vibrationen, lebensbejahende Filme, Journaling, Natur, Spaziergänge, Schneeschuhwandern, Kajak fahren, Gartenarbeit, Radfahren, Komödien, Lachen, Spielen, Ausgeruht sein (guter Schlaf nachts, Nickerchen tagsüber), gute Ernährung, soziale Verbindungen (ich bin ein introvertierter Mensch und muss mich manchmal selbst dazu zwingen, sozial zu sein), Yoga, Massage, Tapping (Klopftechnik), Energiegruppe, stille Meditation. Viele dieser Strategien sind unten aufgeführt.

Wenn erforderlich, nehme ich meine Liste zur Hand. Ich lade dich ein, dir anhand der hier vorgestellten Strategien eine eigene Liste zu erstellen. Frei kombiniert und an deine Bedürfnisse angepasst. Halte deine Liste an mehreren Orten bereit. Wenn wir ängstlich sind, kann es uns fast unmöglich sein, darüber nachzudenken, was wir brauchen, aber wir sollten uns immer daran erinnern können, wo unsere Liste ist.

Was auch immer deine ‚Kombination' ist, mach dir diese zu Eigen und übe täglich. Meine Klientinnen, Klienten und ich bemerken eine Verbesserung der Lebensqualität: Wir fühlen uns weniger angsterfüllt, positiver und glücklicher.

**Je mehr du mit dir verbunden bist,
umso mehr wirst du mit deiner Welt verbunden sein.**

Strategien

1. Den Verstand beherrschen

Du hast immer eine Wahl. Du kannst dich entscheiden, glückliche, positive und konstruktive Gedanken zu haben und dafür auf jene Speicherbanken zurückzugreifen, in denen die freudvollen und starken Gedanken abgelegt sind. Du kannst wählen, dich auf die Geschenke und die Möglichkeiten des Lebens zu konzentrieren. Oder du kannst einen Weg der Negativität wählen und dich auf das konzentrieren, was du nicht hast.

Sei dir deiner Gedankenmuster bewusst und wie sich dieselben Gedanken oft wiederholen können. Schiebe sie durch Selbstaufforderungen weg und sage: „Weiter!"

Journaling ist sehr hilfreich bei der Verarbeitung neuer Gedanken. Mehr dazu erfährst du in den Journaling-Übungen ab Seitepage 70 . Ent-scheide, was du erleben möchtest, und ergreife die Initiative, um diese Entscheidung zu unterstützen.

Du bist nicht dein Gehirn

Wenn etwas meine Angst auslöste, dachte ich früher, ich wäre dafür verantwortlich. Ich dachte, mein Gehirn wäre dasselbe wie mein Verstand. Mir war nicht klar, dass ein Unterschied besteht. Dann trat ich einen Schritt zurück und begann zu erforschen, wie das Gehirn reagiert, was pathologische Ängste verursacht und wie wir sie überwinden können, um glücklicher zu werden.

Für mich hatten diese Rückmeldungen ein Rätsel aufgeworfen. Wir wissen, dass wir anders denken können, machen davon im Allgemeinen aber keinen Gebrauch. Wir wissen, dass wir Kanäle ‚ändern' können, tun das aber im Allgemeinen nicht.

Deepak Chopra und die ‚National Science Foundation' (NSF) sagen, dass wir täglich etwa 50.000 bis 70.000 Gedanken haben, von denen sich die meisten wiederholen. Ein Teil ihrer Funktion besteht darin, unseren Geist aktiv und gesund zu erhalten, und zum Teil sind sie unsere Glaubenssysteme bei der Arbeit.

Was ist die Funktion des Gehirns? Diese interne Festplatte betreibt den ganzen Körper. Das Gehirn lässt uns atmen, schlägt unser Herz, hat Fieber, sammelt Daten, lernt, hat Gedankenschleifen, Reaktionen, Auslöser und Gewohnheiten, um uns am Leben zu erhalten.

Viele Dinge beeinflussen das Gehirn, bevor ,wir' (unser Denken) mitmachen. Was wäre, wenn ich dir beweisen könnte, dass du nicht dein Gehirn bist? Was wäre, wenn ich dir einen Weg zeigen würde, der Meister deines Gehirns zu sein?

Dein Gehirn braucht deine Hilfe. Dein Gehirn braucht dich, um der Meister zu sein, und du musst mit ihm und seinen Funktionen zusammenarbeiten.

Das Gehirn ist beim Fötus das erste Organ, das sich im Uterus bildet. Von dem Moment an, in dem es sich formt, beginnt es, Informationen zu sammeln: Daten, Geschichte, Erinnerungen, Muster und Sinne. Es sammelt soziale und kulturelle Überzeugungen, positive und negative Überzeugungen der Generationen und Informationen darüber, wie der Körper gesteuert und signalisiert werden kann und wie er funktioniert.

Während es Informationen über die Augen, Ohren und andere Sinnesorgane sammelt, lernt und speichert das Gehirn. Es steuert motorische Funktionen und stimmt die Verdauung, Heilung, Fieber, Ausbesserung und Atmung des Körpers ab. Mit diesen Daten lernt und formt das Gehirn Reaktionen und Rückmeldungen.

Du und ich sind uns dieser Sammelleistung meist nicht bewusst. Stell dir Babys und Kleinkinder vor. Diese jungen Menschen filtern oder artikulieren verschiedene Überzeugungen nicht und sind auch nicht in der Lage, die Informationen zu erkennen, die ihr Gehirn erhält.

Wie erweitere ich den Freiraum im Gehirn?

Manchmal haben unsere Gehirne mehr unangenehme Erinnerungen als glückliche, ob aufgrund von Umständen oder Gewohnheiten ist dabei unwesentlich. Ich nenne das den ,Schmerzraum'. Wenn unser Schmerzraum größer ist als unser Freiraum, wird er zum Standarddenkmuster. Selbst, wenn das Gehirn eine glückliche Erfahrung hat, zeigen uns die standardmäßigen Neuropathien den Weg zum Schmerzraum und wir erleben die gleichen Symptome wie bei Schmerz oder Trauma – nervöser Magen, Zittern, Schlaflosigkeit, ein Gefühl von Flachheit, Taubheit, Appetitlosigkeit und so weiter.

Hier sind Möglichkeiten, wie wir unseren Freiraum erweitern können:

✦ Menschen segnen.

✦ Beten

✦ Vergeben

✦ Dankbarkeit üben.

✦ Gnade teilen.

✦ Lieben – den Prozess des Lebens, Schönheit, am Leben zu sein, eine andere Person, Wissen, Haustiere

✦ Die Wunder unseres Körpers, andere Tiere, Pflanzen, Bäume, des Universums, des Planeten Erde, der Sterne akzeptieren.

✦ Sich an lustige Dinge erinnern.

✦ Abrufen guter Erinnerungen

✦ Wiederholen von guten Dingen

✦ Humor und Unsinn genießen, lachen.

Warum das funktioniert

Das Gehirn kann neue Gewohnheiten lernen und sich selbst verändern. Das Gehirn bezieht sich auf das Vertraute; zum Beispiel, wenn du ein neues Auto bestellt hast, bemerkst du plötzlich überproportional viele gleiche Modelle auf den Straßen. Wenn du eine bestimmte Marke von Laufschuhen kaufst, neigst du dazu, andere Leute zu bemerken, die einen ähnlichen Schuh tragen. Wenn du schwanger bist, hast du das Gefühl, nur noch von Schwangeren umgeben zu sein, du lächelst die anderen werdenden Müttern an und nickst ihnen zu.

Du kannst deinen inneren Dialog in etwas neues Vertrautes verändern; Gelegenheitsdenken, manifestiere deine Träume, erlebe Wunder und bemerke das Wunder des Lebens und dieses Universums.

Werde zum Meister deines Gehirns, halte inne, tritt zurück und übernimm die Führung. Schließe dich mit deinem Gehirn zusammen. Es hat dich so weit gebracht mit dem, was es gesammelt hat. Mit Bewusstsein kannst du ihm andere Optionen und Strategien geben, um mit der Angst umzugehen.

Das Bewusstsein
Wie kannst du ändern, was dir nicht bewusst ist?

Überprüfe deine mentalen Blockaden

Wenn du dir deiner Gedanken nicht bewusst bist, wie kannst du sie ändern? Werde dir deiner Wahrnehmungen, Annahmen, Vermutungen, Überzeugungen, Vorurteile und Urteile/Standpunkte bewusst. Ich sage nicht, dass du entscheiden musst, ob deine Wahrnehmung richtig oder falsch ist, es ist einfach deine Wahrnehmung. Sei dir dessen bewusst und beachte, dass du diesen Prozess praktisch als eine Lupe verwendest, um dein Leben genauer zu betrachten. Sei dir klar, dass es deine persönliche Wahrnehmung ist, nicht die eines anderen. Jemand anderes hat andere Wahrnehmungen/Standpunkte. Sobald du eine Wahrnehmung erkennen kannst, fragst du dich: Verursacht sie dir oder anderen Menschen Beschwerden oder Schmerzen? Hält dich dieser Standpunkt vom Wachsen ab? Wenn dies der Fall ist, kann es ratsam sein, entweder deine Wahrnehmung als deine eigene zu akzeptieren und/oder deine Wahrnehmung zu verändern.

Vorhin haben wir uns einige soziale und kulturelle Überzeugungen angeschaut. Sehen wir uns nun verschiedene Blockaden an, um voranzukommen und fortzuschreiten.

Kommt dir eine der folgenden Blockaden bekannt vor? Hast du einige davon bei dir selbst bemerkt? Ich lade dich dazu ein, dein Denken und deine Kreativität zu erschließen und Alternativen zu erwägen, um ein ,Fließen' zuzulassen und sich vorwärts bewegen zu können.

Glaubenssätze, die deinen Fortschritt blockieren können

„Vergnügen ist frivol."

„Zu irren ist falsch."

„Ich bin nicht kreativ."

„Ich bin nicht schlau."

„Beachte die Regeln."

„Sei nicht töricht – das ist nicht praktisch."

„Es kostet zu viel."

„Ich habe keine Zeit dafür."

Einige dieser Glaubenssätze können sehr stark sein. Einige haben sich in unserer Kindheit manifestiert oder stammen von unserer Kultur und unserer Familie und sind tief in uns verankert. Diese Überzeugungen können sehr widerstandsfähig sein, sie lassen sich schwer zur Seite schieben oder ausradieren. Eine Möglichkeit, sie zu handhaben, besteht darin, sie zu bemerken, sie zu begrüßen, sie zu umarmen, zu verstehen, vielleicht mit ihnen zu arbeiten. Welche Herausforderungen stellen sie dar? Welche Chancen und Stärken könnten sie bringen?

Blockieren der Kreativität

Negative Überzeugungen, die einen Mangel an Vertrauen, ein Gefühl der Wettbewerbsfähigkeit, unrealistische Erwartungen und blockierte Emotionen erzeugen, können die Kreativität hemmen. Widersprüchliche Überzeugungen können Selbstzweifel und Nachzweifel verursachen. Auf den nächsten Seiten werden einige unterschiedliche Ansätze vorgestellt.

Negative Glaubenssätze

Hast du in deiner Kindheit jemals gehört: „Deine Schwester hat das ganze künstlerische Talent in der Familie geerbt" oder „Du hast nicht den Körper einer Tänzerin" oder „Du singst schief"? Diese und viele andere negative Kommentare können dein kreatives Streben unterdrücken.

Als Eltern denken wir oft zu berufsorientiert für unsere Kinder und sind der Meinung, dass es sinnlos ist, einer kreativen Beschäftigung nachzugehen, wenn das Kind nicht genug Talent für eine Karriere in diesem Bereich hat. Wir vergessen, wie wichtig dieses Streben für seine zukünftigen Lebensgrundlagen sein kann. Im Erwachsenenalter erinnert sich ein Mensch an diese negativen Kommentare, aber nicht immer, woher sie stammen. Als Erwachsene glauben wir, dass wir nicht in der Lage sind zu zeichnen, zu tanzen, zu schreiben oder eine Skulptur zu erschaffen, und dass wir unsere Zeit nicht verschwenden sollten, wenn wir nicht wirklich gut darin sind. Manchmal, nach vielen Jahren, kommen meine Klientinnen und Klienten zu mir, angstvoll und doch angetrieben, um aufzuwecken und zu fördern, was in ihrer Jugend weggedrängt wurde. Viele andere versuchen es nicht einmal, weil sie fest davon ausgehen, überhaupt keine Begabung zu haben und dass es keinen Sinn macht, sich zu bemühen.

Hast du selbst einen zynischen Betrachter erlebt? Und hat er gefragt: „Damit verschwendest du also deine Zeit? Gibt es nicht etwas Sinnvolles, was du tun kannst?" Solche gedankenlosen Kommentare können vernichtend sein.

Erkunde deine eigene Liste mentaler Blockaden in ‚*Kreative Übungen, Nummer 1*' (Seitepage 127).

2. Eine mentale Checkliste der Angstauslöser erstellen

In meinem persönlichen Leben und in meiner beruflichen Praxis habe ich gelernt, dass ich mich selbst ansprechen muss – meinen Körper, meinen Verstand, meinen Geist und meine Gefühle. Wenn ich Angst habe, fange ich an, eine mentale Checkliste mit möglichen Angstauslösern durchzuarbeiten.

Zum Beispiel habe ich gelernt, dass es ein Zeichen von Dehydration sein könnte, wenn ich mit der Angst aufwache. Wenn dies der Fall ist, verschwindet innerhalb weniger Minuten nach dem Trinken das Gefühl der Angst.

Wenn die Angst anhält, beginne ich danach zu schauen, was auf meinem Terminplan steht. Sind zu viele Dinge zu tun? Gibt es stressauslösende Ereignisse? Fristen? Etwas Aufregendes?

Um die Angst zu mindern, mache ich einige Erdungsübungen, wie langsameres Atmen, oder Brain Gym® Hook-Ups, die im Kapitel über Gehirn-Fitness ‚*Für ein fittes Gehirn und ein gesundes Leben*' (Seitepage 97) beschrieben werden, oder ich gehe vielleicht spazieren oder mache ein bisschen Yoga. Ich beginne auch mit Selbstgesprächen und Journaling. Dies sind nur einige der Punkte auf meiner persönlichen Liste von Strategien. Manchmal muss ich auf ätherische Öle wie Lavendel und auf die Bachblüten-Rettungstropfen zurückgreifen (Seitepage 66).

Meine mentale Checkliste

Ich habe meine mentale Checkliste unten reproduziert. Erstelle deine eigene. Frage dich zuerst, was sind meine Symptome? Kopfschmerzen, angespannte Schultern, lokalisierte Schmerzen, Übelkeit, Zittern, Herzschmerzen?

✦ Ist die Ursache körperlich?

✦ Habe ich genug geschlafen?

✦ Brauche ich Wasser?

✦ Ist die Ursache eine Substanz? Was habe ich gegessen und getrunken? Was habe ich gestern gegessen und getrunken?

✦ Ist die Ursache extern?

✦ Trage ich meine richtige Brille? Manchmal trage ich Vergrößerungsgläser.

✦ Bin ich aufgeregt? Manchmal bin ich so aufgeregt, dass mein Körper mit Angst reagiert.

✦ Was steht auf meiner Tagesordnung? Habe ich mir zu viel vorgenommen? Hat mir das Leben zu viel aufgebürdet?

✦ Welche Gedanken gehen mir durch den Kopf? Sind sie freundlich und liebevoll oder kritisch?

✦ Bin ich überreizt?

Indem ich mir diese Fragen stelle, arbeite ich mich wirklich durch die elf oben beschriebenen Angstschichten (Seitepage 17). Es ist ein hilfreicher Ausgangspunkt für die Erstellung einer eigenen mentalen Checkliste.

3. Höre auf die Signale deines Körpers

Das Hören auf deinen Körper kann viele Formen annehmen. Es kann Empfindungen, Bilder oder Visionen sowie Emotionen beinhalten.

Körperfokussierung ist eine Möglichkeit, auf deinen Körper zu hören. Sei dir bewusst und wertschätze es, dass dein Körper sich an alles erinnert, auf das Überleben programmiert ist und ständig versucht, dir mitzuteilen, was er benötigt.

Wir vertrauen darauf, dass unser Körper und unser Gehirn unsere Körpertemperatur regulieren. Wenn etwas aus der Reihe fällt, fühlen wir uns nicht wohl und spüren, dass etwas nicht stimmt. Als Babys und Kinder waren wir sehr auf unseren Körper eingestellt. Wir haben unsere Forderungen ohne Hemmungen bekanntgemacht, wie jeder Elternteil weiß. Als wir älter wurden, haben uns Urteilsvermögen, Druck, Kritik, Einschüchterung und Negation gelehrt, diese Gefühle zu diskreditieren oder sie als falsch oder unwichtig zu beurteilen und sie so in Frage zu stellen, zu ignorieren oder zu unterlaufen.

Wenn du dich ungewöhnlich müde oder unwohl fühlst, achte auf das Gefühl und entschleunige. Höre wieder zu, was deine innere Stimme zu sagen hat.

Diese Körperempfindungen zu ignorieren oder beiseitezuschieben, lässt sie nicht verschwinden. Diese Empfindungen werden irgendwo im Körper gespeichert und treten plötzlich hervor, wenn sie auf irgendeine Weise ausgelöst werden – normalerweise, wenn wir am wenigsten eine Reaktion erwarten. Dies ist ein möglicher Grund für Krankheiten und körperliche Beschwerden.

Es ist gesünder, körperliche Empfindungen zu akzeptieren und sich ihnen zu stellen. Wir müssen sie anerkennen, sie erleben und uns mit ihnen befassen, wenn wir können.

Wenn dich etwas beunruhigt, wenn du dich verletzt fühlst oder wütend bist, nimm dir eine stille Auszeit, um herauszufinden, was dich wirklich stört. Sprich mit dir selbst oder schreibe in dein Journal. Wenn das nicht genug ist, sprich mit jemandem aus deinem Freundeskreis oder jemandem, der dir nahesteht. Sich durch Malerei, Poesie und/oder Musik auszudrücken hilft, das Gefühl an die Oberfläche zu bringen. Lass das Unbehagen los.

Versuche die Quelle deiner Gefühle zu erspüren. Zum Beispiel könnte dein empfindlicher Magen eine Warnung sein und auf Nervosität, Angst oder Furcht hinweisen. Eine Erkältung könnte darauf hinweisen, dass du fix und fertig bist und Ruhe brauchst. Kopfschmerzen können eine Überanstrengung der Augen, Anspannung, Stress, Sorgen, Unbehagen oder Dehydration anzeigen. Bestimmte Schmerzen sind Alarmsignale. Lerne deinen Körper kennen und vertraue ihm. Achte darauf, ob einige Probleme scheinbar andauern. Wenn du die Quelle selbst nicht identifizieren kannst, lass es von einem Arzt abklären.

Wenn etwas nicht im Gleichgewicht ist, spürt es dein Körper und beginnt sofort, sich auszubalancieren, sich zu reparieren und zu heilen. Dein Körper prüft ständig und passt sich selbst an, um dieses Gleichgewicht aufrechtzuerhalten.

Wenn du übst, die offensichtlicheren und stärkeren Energieverschiebungen zu bemerken, wirst du in der Lage sein, dich auf die subtileren Energieverschiebungen in ihm einzustimmen.

Manchmal fühlen sich Gewohnheiten nicht mehr gut an und wir müssen sie vielleicht loslassen oder vielleicht sogar bestimmte Menschen oder ihr Verhalten.

Während wir üben, unser Energieniveau zu bemerken, können wir die Signale unseres Körpers erkennen und uns auf natürliche Weise zu Dingen hingezogen fühlen, die wir mehr genießen. Wir lernen auch, unsere Energie zu erhalten, zu schützen und zu pflegen. Wir können lernen, wieder zu wachsen. Ich habe gelernt, dass ich so viel mehr Energie habe, wenn ich mit Leidenschaft und Freude arbeite.

Erfahre mehr darüber, wie du die Hinweise deines Körpers mit der Übung ,Ja/Nein/Vielleicht' in den Kreativen Übungen, Nummer 6 (Seite page 132) lesen und stärken kannst.

4. Höre auf deine innere Stimme

Spricht dein Körper mit dir? Oder deine innere Stimme? Es kann für jeden von uns anders sein und es kann in verschiedenen Situationen anders sein. Wenn du die Übungen machst, dein eigenes tägliches Trainingsprogramm erstellst und an Bewusstsein gewinnst, werden dein innerer Check-in und dein Bewusstsein klarer.

Deine Gefühle sind genaue Indikatoren für Ausgeglichenheit und Richtigkeit in deinem Leben. Wenn du ein Gefühl spürst – unbehaglich oder angenehm – über einen Ort, eine Person oder sogar eine Idee, achte auf das Gefühl und überprüfe es. Frage dich, warum sich dieses Gefühl zeigt. Höre objektiv auf deine innere Stimme.

Indem du für deine innere Stimme sensibel wirst, wirst du die vielen Schichten von Möglichkeiten, Erinnerungen, Erfahrungen, Gewohnheiten und Liebe und Ängsten zu hören beginnen, die diese innere Stimme beeinflussen können.

Gefühle oder Körperempfindungen zu unterdrücken oder zu leugnen – ob angenehm oder unangenehm – kann diese dazu veranlassen, Geiseln deines Körpers und deines Geistes zu werden. Mit der Zeit können diese unterdrückten Gefühle in verwirrten Emotionen zum Ausdruck kommen. Im Laufe der Zeit können verwirrte Gefühle und missverstandene Emotionen unsere Fähigkeit, gesunde Beziehungen zu führen und ein gesundes, ausgeglichenes Leben zu haben, stark beeinträchtigen.

Wenn du mit voller Absicht danach strebst, ein Bewusstsein dafür zu entwickeln, welche Gefühle durch welche Umstände hervorgerufen werden, wird die aktive Wahrnehmung dessen, was du fühlst, die Intensität dieser Gefühle verringern. Sich Zeit zu nehmen, um diese Gefühlen auszusitzen, wird sie klären oder auflösen.

Deine Gefühle frei auszudrücken, indem du dich kreativ betätigst – Musik, Theater, Bewegung, bildende Künste, kreatives Schreiben – all das kann dazu beitragen, deine Gefühle sicher und nonverbal zu entladen und klareren Gedanken und ruhigeren Gefühlen Platz zu machen.

Um deine innere Stimme und dein inneres Verständnis zu stärken, beobachte, wann du dich leichter oder schwerer fühlst, verkrampft oder beschwingt bist. Wenn du dich an ein Lieblingstier erinnerst, das dich zum Lachen bringt, vielleicht an den Anruf eines guten Freundes oder an deine Enkelkinder, wirst du eine Energieverschiebung bemerken. Denke an eine Zeit, in der du in deinem Element warst. Beobachte, wie sich dein Körper dabei anfühlt.

Wechsle dann in eine nicht so gute Zeit in deinem Leben, vielleicht, als dir etwas peinlich war oder du versagt hast. Vielleicht wurdest du bei etwas überrascht. Achte auf deinen Körper. Wie unterscheidet sich dieses Gefühl von dem, wenn du lachst oder lächelst?

Stell dir einen spielenden Hund vor: Er hat keinen Anlass und kein Ziel, er tut es aus reiner Lebensfreude. Hast du jemals beobachtet, wie ein Vogel in der Luft schwebt, sich herabsenkt und taucht und den Wind einfängt? Es scheint, er macht das nur zum Vergnügen.

Hast du jemals einen Raum betreten und dich auf Anhieb besonders wohl-gefühlt? Oder genau das Gegenteil gespürt, als du in einen Raum gekommen bist, in dem die Luft so stark spannungsgeladen war, dass du sie sprichwörtlich mit einem Messer hättest schneiden können? Wir alle haben das irgendwann einmal gespürt. Das ist dein inneres Wissen, manchmal Intuition oder Bauch-gefühl genannt. Manchmal kann es viele Gefühle gleichzeitig erfahren.

Fragst du dich: „Woher kommen diese Gefühle?", „Welche Optionen stehen mir offen?", „Ist das die beste Antwort für mich?", „Ist es die beste Antwort für mein Leben? Meine Familie? Meine Gemeinschaft?" Wenn wir über unser Leben und unsere Entscheidungen nachdenken, können uns solche reflektier-enden Fragen dabei helfen, alte Muster und Melodramen zu ändern, die sich in unserem Leben wiederholen.

Fragst du dich, ob diese innere Antwort auf Angst oder Verleugnung beruht oder wirklich in deinem Interesse ist? Manchmal gibt es mehr als eine Ebene zu einer Antwort. Hör ihnen allen zu und stelle sie an ihren Platz.

✦ Was wäre deine Antwort, wenn sie aus einem Gefühl der Liebe herrührt?

✦ Was wäre deine Antwort, wenn sie aus dem Gefühl von Furcht herrührt?

✦ Versuche Journaling oder diskutiere diese ‚innere Stimme' mit einer dir zugewandten Freundin oder Freund.

✦ Um wirklich zuhören zu können, verhalte dich ruhig.

Indem du bewusst ein Gefühl dafür entwickelst, wie du wirklich bei etwas empfindest, und dir Zeit nimmst, darüber nachzudenken, wirst du ver-wirrte oder widersprüchliche Gefühle klären oder auflösen. Der Abschnitt ‚*Entscheidungsfindung*' (Seitepage 49) kann diesen Denkprozess ebenfalls unterstützen.

5. Sorge für dein körperliches Wohl

Ich habe diese Passage über körperliche Selbstfürsorge aufgenommen, da dies einer der ersten Bereiche ist, an denen wir erkennen können, was geändert werden muss. Diese Passage ersetzt keine Diätbücher oder Bücher, die sich der Selbstfürsorge widmen, wie zum Beispiel ‚Brain Fitness: For a Fit Brain and a Fit Life‘, das viele praktische Vorschläge enthält. Viele Male habe ich festgestellt, dass mein Angst- und Stresslevel sinkt, wenn ich meine Umgebung oder meine Selbstfürsorge ändere. Stress ist subjektiv. Er kann Aufregung und Herausforderung bedeuten und er kann auf Dauer zu Krankheit, Erschöpfung und Verzweiflung führen. Ich nehme mir vor, meinem Körper den besten Brennstoff zu geben, den ich erhalten kann, und die beste Pflege, damit er für das Leben so belastbar wie möglich ist.

✦ Bewerte deine Arbeits- und Wohnumgebung. Wird dein Körper durch Passivrauchen, Umweltverschmutzung, Lärm, Dämpfe, überchlortes Trinkwasser, unangemessene oder grelle Beleuchtung, Luftdruckschwankungen, abgestandene Luft oder andere Chemikalien wie Parfüm, Reinigungsmittel und Lösungsmittel gestresst?

✦ Wir können nicht alle Elemente in unserer Welt kontrollieren, aber einige Stressfaktoren können beseitigt oder abgeschwächt werden. Ändere das, wozu du in der Lage bist. Denke daran, dass jede negative Erfahrung dich schwächt, genau wie jede positive dich stärkt.

Kümmere dich um deinen physischen Körper

Hier lebst du. Wenn dieser Körper zusammenbricht, wo sonst wirst du leben?

Es macht Sinn, dass in einem gesunden Körper mehr Energie und Vitalität steckt. Ein gesunder Körper ist wichtig für einen gesunden Geist, genauso wie ein gesunder Geist für einen gesunden Körper wichtig ist. Maschinen, die unsachgemäß behandelt oder nicht gewartet werden, brechen mit der Zeit zusammen. Wie jede Maschine braucht dein Körper die richtige Wartung, Treibstoff und Pflege. Die folgenden Punkte sind eine einfache Einladung an dich, das Wohlbefinden deines physischen Körpers zu berücksichtigen. Wenn einer der Punkte in dir etwas zum Schwingen bringt, kann es eine Einladung sein, dies weiterzuverfolgen.

Ernähre dich richtig

Gesundes Essen ist unerlässlich für ein glückliches, ausgeglichenes und kreatives Leben. Gutes Essen muss Priorität haben. Um gut zu funktionieren, braucht unser Körper frische Lebensmittel, die frei von Pestiziden, Hormonen und Zusatzstoffen sind. Anhaltende Müdigkeit und Energiemangel könnten durch falsche Ernährung und künstliche Stimulanzien verursacht werden. Wie viel verarbeiteter Zucker und Koffein sind in deiner Ernährung enthalten? In *,Brain Fitness: Für ein fittes Gehirn und ein aktives Leben'* (Seite page 97) geht Jill Hewlett näher darauf ein.

Auf die Schnelle unterwegs, im Stehen oder im Auto zu essen, kann Stress verursachen und Angst im Körper schaffen. Wenn du dein Essen in Eile verschlingst und nicht richtig kaust, wird dein Verdauungssystem gestört. Zu viel Flüssigkeit belastet deinen Magen durch die Verdünnung von Magensäure und Verdauungsenzymen.

Trinke genug Wasser

Nichtsdestotrotz ist es wichtig, mindestens zwei Liter Wasser pro Tag zu trinken. Dein Körper, insbesondere die Nieren und die Leber, benötigen Wasser, um Giftstoffe aus deinem System zu spülen. Tee und andere Flüssigkeiten sind nicht dasselbe wie einfaches, klares, köstliches Wasser. Dein Körper muss Wasser nicht filtern und kann Giftstoffe leichter und schneller mit Wasser spülen als mit anderen Flüssigkeiten. Dein Körper braucht Wasser, und wie bereits erwähnt, wirst du im Fall einer Dehydrierung angstähnliche Symptome spüren.

Fallstudie: Kürzlich kam eine Klientin zu mir, die an Angstzuständen und lang andauernden Depressionen litt. Nachdem wir uns eine Weile unterhalten hatten, begann ich, ihr einige einfache Informationen über physikalische und chemische Substanzen zu geben, die das Gehirn beeinflussen. Wir stellten u.a. fest, dass sie regelmäßig nicht genug Wasser trank. Bei ihrem nächsten Besuch berichtete sie, dass sie sich angewöhnt hat, nach dem Aufwachen ein Glas Wasser zu trinken und eine Wasserflasche mit sich trägt, um tagsüber mehr zu trinken. Sie berichtete, dass sie erstaunt war, wie viel besser sie sich fühlte, obwohl sich ihre Lebensumstände innerhalb einer Woche nicht wesentlich verändert hatten.

Bewege dich

Bewegung für mehr Energie. Das bedeutet nicht, ein Athlet werden zu müssen. Es bedeutet, aktiv zu bleiben mit Spaziergängen, Fahrradfahren, Schwimmen, Tai-Chi, Yoga, Tanzen, Spielen mit den Kindern oder Enkelkindern, Gartenarbeit, Stretching oder körperliche Arbeit. Wenn du alle deine Körperteile agil und leicht beweglich hältst, bleibst du fit für die meisten Aktivitäten und Erwartungen in deinem Leben. Bewegung fördert Glück und Wohlbefinden. Wenn du dich ausgelaugt fühlst, mache einen kurzen, einstündigen Spaziergang und fühle den Unterschied danach.

Ruhe dich aus

Bekommst du genug Schlaf? Guter Schlaf bedeutet ohne Unterbrechung zu schlafen und erholt aufzuwachen. Wenn du so lange schlafen könntest, wie du möchtest, wie lange würdest du schlafen? Kämpfst du dich regelmäßig aus dem Bett, wenn du von deinem Wecker aus dem Schlaf gerissen wirst, und regst du deinen Körper mit Koffein an, um in Schwung zu kommen? Wie oft konsumierst du tagsüber zuckerhaltige oder raffinierte Lebensmittel, um Energie zu bekommen? Hör auf deinen Körper.

Leidest du unter Schlaflosigkeit? Macht Stress dich schlaflos? Oder belastet die Schlaflosigkeit deinen Körper? Schlaflosigkeit hat verschiedene Ursachen, sie kann von der Ernährung, medizinischen oder sozialen Problemen, Traumata, Umwelteinflüssen, Stimulanzien, Übermüdung und Alkoholkonsum gesteuert werden. Lausche in deinem Körper nach Hinweisen. Untersuche deine Reaktionen auf die möglichen Ursachen. Ich habe für mich herausgefunden, dass Schokolade, jede Menge Koffein, der Computer, aufwühlende Filme vor dem Schlafengehen und aufregende Pläne für mich Auslöser meiner unruhigen Nächte sind.

Probiere verschiedene Entspannungstechniken aus. Auch regelmäßige Bewegung ist für einen gesunden Schlaf förderlich. Finde heraus, was für dich funktioniert. Um deine Energie zu erhöhen, wirf einen Blick auf deine Leidenschaften: Wenn du dein Leben und deine Aktivitäten mit Leidenschaft meisterst, wirst du genügend Energie haben.

Wende die Bürstenmassage an

Die Haut ist das größte Organ des Körpers, daher ist Hautpflege wichtig für eine optimale Gesundheit. Tägliches Trockenbürsten der Haut entfernt abgestorbene Hautschüppchen. Durch die Bürstenmassage hilfst du deiner Haut zu atmen, und Giftstoffe können leichter freigesetzt werden.

Verwende eine Körperbürste aus natürlich Borsten oder einen trockenen festen Luffaschwamm. Vorsichtig in kreisenden Bewegungen bürsten und sich am Körper von unten nach oben bewegen. Deine Haut wird prickeln und du wirst dich lebendig und erfrischt fühlen. Lass deine Haut weiter atmen, indem du Kleidung aus natürlichen, atmungsaktiven Stoffen trägst.

**Die Pflege unseres physischen Körpers
verbessert unseren mentalen Zustand
und unsere allgemeine Gesundheit.**

Du bist Priorität

Es ist schwer, ausgeglichen zu sein, wenn man mit Junk-Food und Stimulanzien angeheizt wird und zu wenig Schlaf hat. Physische Erschöpfung beeinflusst die mentalen und emotionalen Fähigkeiten des Geistes.

Mach dich selbst zur Priorität. Dein Körper ist der einzige, den du hast und er muss ein Leben lang halten. Pflege dich, indem du die Person aufbaust und unterstützt, die du bist. Glaube an dich selbst, kümmere dich um deine Bedürfnisse und du wirst Erfolg haben. Wenn du dich selbst nährst, heilst, ermutigst und tröstest, wirst du besser in der Lage sein, anderen dasselbe zu geben. Es liegt in unserer Verantwortung, uns um unsere Bedürfnisse zu kümmern.

Dein aufkommendes Glück und Handeln wird alles in deinem täglichen Leben berühren. Die Energie, die du ausstrahlst, kann sich auf deine Familie, deine Nachbarschaft und deine Gemeinschaft übertragen. Auf der Oberfläche entlangzugleiten, in deinen Gewohnheiten zu bleiben und dich nicht herauszufordern oder auf dich selbst aufzupassen, mag wie der einfachere Weg aussehen, aber er kann auch etwas schlüpfrig werden und dich zu Fall bringen.

Das Leben zu umarmen, ist auf einmal erfüllend und erschreckend, aber es lohnt sich immer.

Humor und Spiel

Lache tagsüber. Lies einige Comic-Bücher, mache eine Witzliste, schaue dir einen lustigen Film an, sammle Lieblingskarikaturen und dekoriere deinen Arbeitsplatz. Viel Spaß dabei!

Zu oft verstricken wir uns in unsere Routine oder Aufgaben und nehmen uns selbst zu ernst. Dann vergessen wir, woher wir kommen und was wir hier wirklich machen. Humor befreit uns. Er heilt und erleichtert unsere Last.

Spielen ist gütig. Spielen ist heilend. Lachen ist heilend.

Spiel und Spaß sind starke Motivatoren für kreatives Denken und Genialität.
Spielen lockert, belebt und öffnet uns.

Das Spiel gibt uns eine Pause von der ernsthaften Routine.

Nimm dir Zeit zum Spielen. Du, deine Familie und deine Arbeit werden davon profitieren. Während du dich im Wasser tummelst, deinen Kindern im Haus nachjagst oder mit deinem Hund spielst, wirst du Ideen bekommen. Vielleicht macht ein Hobby dir Spaß – Perlenstickerei, Kochen, Gartenarbeit? Was bringt dir Freude? Was bringt dich zum Lachen?

Probiere es aus! Du wirst es mögen und du wirst produktiv sein. Wirklich!

Erstelle eine eigene Spaßliste

Das bringt mich zum Lachen:

✦ Mein Hund trägt stolz einen Stock, der achtmal so lang ist wie er selbst.

✦ Meinen Sohn kitzeln.

+   Im Regen tanzen.

+   Eine Sprache erfinden und Menschen in diesem Kauderwelsch
    nach dem Weg fragen.

+   Essen ohne Geschirr und Besteck.

+   Popcorn ohne Deckel auf dem Topf knallen lassen.

+   Einem Baby dabei zusehen, wie es Schokoladenpudding isst.

Kreativer Urlaub

Gegen jene Stressauslöser, über die du und ich wenig Kontrolle haben, hilft
eine Portion Kreativität, die Stimmung aufzuhellen, die Szene zu verändern
und den Geist zu erfrischen. Für eine Weile zu einer kreativen Aktivität zu
wechseln, ist wie einen Gang zurückzuschalten. Es kann auch helfen, dich zu
deinem ‚normalen' Selbst zurückzubringen. Eine Periode der Kreativität kann
so verjüngend sein wie ein Nickerchen.

> **Die Kunst zu erleben – Musik, Tanz, Malerei
> usw. – kann Körper und Geist helfen, blockierte
> Emotionen und Erinnerungen zu überwinden und
> Spannungen und Stressperioden zu verringern.**

Fühlst du dich festgefahren?

Dich durch Kreativität zu befreien, kann deinem Leben Leidenschaft verleihen, Energie freisetzen und Ängste lindern. Fühlst du dich in deiner Kreativität
unterdrückt? Sich der geistigen Fallen bewusst zu werden, ist der erste Schritt,
um sich von ihnen zu befreien.

+   Fragst du dich: Wie pragmatisch bin ich? Ist pragmatisch sein
    eine Priorität?

+   Siehst du deine Arbeitsroutine als logisch, kosteneffektiv und/
    oder langweilig an?

+   Was wäre, wenn du heute etwas Außergewöhnliches
    ausprobierst? Würde es sich verrückt anfühlen? Außer
    Kontrolle? Was würde passieren?

Versuche nicht, deine neuen Ideen oder Handlungen zu bewerten. Würfele
einen Tag durcheinander als Urlaub von deiner Routine. Hab Spaß. Du wirst
deinen Energiefluss dadurch verändern.

Befolgst du immer die Verfahrensregeln, die Richtlinien für Techniken oder
die gleiche Reihenfolge in deiner Arbeit? Durchbrich ein Verhaltensmuster,
durchbrich irgendein Verhaltensmuster oder viele davon.

Fordere dich selbst heraus.

✦ Führe die Schritte einer Aufgabe in einer anderen Reihenfolge aus.

✦ Wie würde dein Problem (oder deine Aufgabe) aus der Perspektive eines anderen aussehen? Wie würdest du aussehen, wenn du deine Aufgabe erfüllst, während du eine Banane in der Hand hältst? Spiele es in deinem Kopf durch. Manchmal kann uns eine alberne oder komische Idee aus unserer Ernsthaftigkeit herausreißen.

✦ Probiere etwas Neues aus.

✦ Erlerne eine neue Fertigkeit und übe dich darin.

✦ Riskiere, dich dumm zu verhalten oder einfach nur töricht auszusehen. Riskiere den Spaß.

✦ Denk dir eine neue Möglichkeit aus. Frage dich: „Was wäre, wenn?"

Es gibt nicht nur einen Ansatz. Vermeide es, nur in einen einzigen Einfall zu investieren. Du musst wissen, es gibt viele ‚richtige' Ansätze. Menschen, die mich persönlich kennen, hören mich des Öfteren sagen: „Viele Wege führen nach Rom."

Einer meiner Lieblingslehrer, Bill Bayley, fragte uns nach zehn Lösungen für ein Designproblem. Als die ganze Klasse stöhnte, erinnerte er uns daran, dass es allein für dieses spezielle Designproblem Hunderte von Ansätzen gibt. Er erlebte das jedes Mal, Jahr für Jahr, wenn er die gleiche Aufgabe stellte.

Lösungen, Innovationen, Transformationen und Ideen sind alle da draußen. Lasst sie uns entdecken und entwickeln. Sei offen für sie.

Das Leben ist wie ein Smörgåsbord

An manchen Tagen möchtest du vielleicht nur Dessert essen. An manchen Tagen steht dir der Sinn nach Fleisch und Kartoffeln. An manchen Tagen möchtest du alles kosten.

Der Appetit schwankt. Ehre deinen Appetit. In allem, was du tust – Workshops, Praktiken, Techniken, Überzeugungen – wähle vom Buffet des Lebens und stelle dir deinen Teller nach deinem Geschmack und Appetit für heute zusammen.

Zögere nicht, unerwartete Wege zu gehen, zu lernen, zu studieren und zu wachsen, und das zu unterschiedlichen Zeiten. Manchmal musst du etwas mit deiner Intuition erkunden und manchmal benötigst du vielleicht einen Mentor. Hör in dich hinein und erkenne, was du brauchst. Frage dich, ob alles im Leben gleichbleiben muss.

Natur

Die Natur umgibt uns überall, selbst in den Städten leben Vögel in den Bäumen und das Wetter ist überall zu spüren. Die Natur ist in unserem Wesen und in unseren Beziehungen zu Pflanzen, Tieren und den anderen Elementen des Planeten.

Menschen haben das Bedürfnis, sich mit der Natur zu verbinden. Wenn wir in der Natur sind, stellen sich unsere eigenen biologischen Rhythmen auf die Rhythmen der Natur ein.

Mit der Natur verbunden zu sein erdet dich und ist gesund. Viele Studien zeigen: Je näher du der Natur und der Flora bist, desto glücklicher fühlst du dich. Die Natur verändert tatsächlich dein Gehirn. Wenn du einen Spaziergang machst, treten elektrochemische Veränderungen in deinem Gehirn auf, die zu beruhigenden und positiven Resultaten führen. Wenn ich ängstlich oder gestresst bin und dann einen Spaziergang mache, habe ich die Erfahrung gemacht, dass ich am Ende meines Weges klarer und ruhiger bin und denke. Die Schönheit und die Geräusche der Natur entspannen Körper und Geist.

Egal, wie kalt es draußen ist oder wo ich bin, wenn die Sonne scheint, versuche ich, mich in die Sonne zu stellen und mit ihren Strahlen Vitamin D einzufangen. Auch hier haben Studien gezeigt, dass bereits wenige Minuten Sonnenschein unsere Stimmung aufheitern können. Vitamin D hilft, Krankheiten und Infektionen vorzubeugen und ist wichtig für die Gesundheit der Knochen. Es ist zugleich ein Wohlfühlvitamin, das hilft, saisonal-affektive Störungen (englisch: Seasonal Affective Disorder; bzw. SAD) vorzubeugen. Diese wird auch als Winterdepression, Winterblues oder saisonale abhängige Depression bezeichnet.

> *Fallstudie*: Vor einigen Jahren war der Winter besonders lang und trüb. Alle in meinem Freundeskreis, die Kollegen und ich, die wir normalerweise positiv und optimistisch sind, waren kraftlos. Ich beklagte mich bei einer lieben Kollegin darüber, wie schwach ich mich fühlte. Sie schlug vor, eine Speziallampe zu verwenden, die das gleiche Lichtspektrum wie die Sonne bietet. Ich bestellte eine und installierte sie auf meinem Schreibtisch, der nicht viel natürliches Licht bekommt. Ich war überrascht, dass ich mich innerhalb von drei Tagen besser fühlte.

Frische Luft und der Kontakt mit der Natur helfen dir auch bei deiner Schlaf-Routine. Sonnenschein am Morgen hilft, deine innere biologische Uhr in der Nacht zum Schlafen zu bringen.

Draußen in der Natur zu sein ist gut für deine geistige Gesundheit. In der Natur zu sein bedeutet normalerweise eine Art körperliche Betätigung. Probiere es selbst aus und höre auf deinen Körper.

6. Entscheidungen treffen

Entscheidungsfindung kann viele Ängste hervorrufen, vor allem wenn du dich selbst einschätzen und die ‚richtige' Entscheidung treffen möchtest. Ich habe immer gedacht, dass ich wüsste, wann ich die ‚richtige' Entscheidung treffe, weil sie sich gut anfühlen würde. Ich habe gelernt, dass es nicht immer so ist. Manchmal hat man lediglich die Wahl zwischen schlecht oder weniger schlecht. Ein guter Freund hat einmal gesagt, dass wir manchmal den Weg wählen müssen, der am wenigsten Unbehagen verursacht. Nicht jede Entscheidung hat einen glücklichen Ausgang.

Es ist nicht ungewöhnlich, wenn man in Bezug auf eine persönliche Entscheidung gemischte Gefühle hat. Diese gemischten Gefühle können zu Verwirrung, Zögern oder einer überwältigenden Empfindung führen. Sogar nachdem eine Entscheidung getroffen wurde, können sich Bedauern und Zweifel melden. Einige Entscheidungen sind vielschichtig.

Die meisten Entscheidungen können in Schritten getroffen werden. Normalerweise ist unser erste Impuls der ‚richtige'. Bleib immer noch du selbst und versuche, dich an deinen ersten Impuls zu erinnern. Nimm dir Zeit, die Schichten zu verstehen, damit du deine Entscheidung mit der größtmöglichen Klarheit treffen kannst.

Als ich den folgenden Auszug über die Entscheidungsfindung in Dr. Susan Jeffers Buch ‚Feel the Fear und Do It Anyway' (‚Fühle die Angst und mache es trotzdem') las, erregte es sofort meine Aufmerksamkeit. Sie behauptet, dass wir keine schlechten Entscheidungen treffen können. Als ich dies las, dachte ich, Dr. Jeffers hätte dieses Kapitel für mich geschrieben. Ich war von diesem Modell so beeindruckt, dass ich es oft mit meinen Klientinnen und Klienten teile. Im Folgenden wird der Rat von Dr. Jeffers umschrieben und zusätzlich um meine Erkenntnisse ergänzt.

Der ‚nicht-verlieren-können'-Entscheidungsprozess

Bevor du eine Entscheidung triffst:

1. Verwende eine Affirmation wie ‚Ich werde es gut machen, egal, welche Entscheidung ich treffe. Fantastische Möglichkeiten gibt es überall. Ich werde mich auf die Möglichkeiten des Lernens und des Wachstums freuen, die mir jede Wahl bieten.' Nutze positives Denken und Affirmationen.

2. Recherchiere deine Entscheidung, dein Produkt, deinen Kauf, deine Reise usw. Es ist okay, Feedback zu sammeln, aber vertraue auf dein eigenes Urteil.

3. Lege deine Prioritäten fest. (Ich habe gelernt, dass jede Entscheidung eine andere Priorität hat.)

4. Vertraue deinem Körpergefühl und deiner Intuition. Traue deinem Instinkt. Dein Körper gibt dir Hinweise und ein Gefühl dafür, was sich besser anfühlt.

5. Mach es dir leichter und nimm nicht jede Entscheidung so ernst. Meistens ist es keine Entscheidung auf Leben und Tod. Finde heraus, was du aus den Lektionen lernen kannst.

Nachdem du eine Entscheidung getroffen hast:

1. Wirf deine Erwartungen weg. Wir können nicht jedes Ergebnis kontrollieren, egal, wie viel wir vorbereiten und organisieren. Du könntest enttäuscht sein, wenn du ein bestimmtes Ergebnis erwartest, und du könntest unerwartete Vorteile und Möglichkeiten verpassen.

2. Übernimm die Gesamtverantwortung für die Entscheidung. Manchmal tendieren wir in unserer Gesellschaft dazu, anderen die Schuld zu geben, wenn die Entscheidung nicht so funktioniert, wie wir es uns vorgestellt hatten. Denke daran, dass dich niemand zu deiner Entscheidung gezwungen hat.

3. Habe keine Angst vor einer Korrektur. Ich erinnere mich, große Angst vor einer bestimmten Entscheidung gehabt zu haben. Als ich sie endlich getroffen hatte, fühlte ich mich verpflichtet, daran festzuhalten, egal wie schmerzhaft es wurde. Es ist mir nie in den Sinn gekommen, dass ich meine Entscheidung umkehren und die Richtung ändern könnte. Selbst nach guter Recherche und aufrichtigem Nachdenken kann sich eine Entscheidung nicht als das erweisen, was man erhofft hatte. Es ist in Ordnung, das zu bemerken und dann deine Meinung zu ändern und eine neue Richtung einzuschlagen. Wie sonst können wir wissen, ob die Entscheidung diejenige ist, die wir wollen? Manchmal muss eine Entscheidung geändert werden. Wir müssen es ausprobieren. Und wir können lernen. Eine Entscheidung ist kein Versagen; es ist ein Versuch.

Mir geht es jetzt bei Entscheidungen besser. Wenn eine Entscheidung sich enttäuschend, unangemessen oder beunruhigend anfühlt, kann es bedeuten, dass ich mir die Zeit nehmen muss, mich neu zu formieren und die Entscheidung nach Bedarf zu ändern. Ich bin entspannter und nicht mehr so ängstlich.

Das oben Gesagte macht Sinn, obwohl es nicht das ist, was wir normalerweise tun, mich eingeschlossen!

Der ‚nicht-gewinnen-können'-Entscheidungsprozess

Bevor du eine Entscheidung triffst:

1. Konzentriere dich auf ein Du-kannst-nicht-gewinnen-Modell; sorge dich wegen all der Dinge, die schiefgehen könnten. Lasse negatives Denken deine Gedanken einholen, stelle sicher, dass es eine Katastrophe sein wird, stelle sicher, dass du die falsche Entscheidung treffen wirst, dass all deine Bemühungen eine reine Zeitverschwendung sind.

2. Versuche, die Zukunft vorherzusagen und zu kontrollieren. Lähme dich nicht selbst durch deine Angst.

3. Gehe gegen dein authentisches Selbst vor, vertraue deiner Intuition nicht und höre auf das, was alle anderen denken.

4. Lass dir von der Last der Entscheidungsfindung deinen Tag ruinieren.

Nachdem du eine Entschseidung getroffen hast:

1. Versuche, jeden kleinen Teil des Ergebnisses zu managen, und versuche, alle Elemente um dich herum zu kontrollieren.

2. Wenn die Entscheidung dir nicht bringt, was du willst, wälze dich in Angst darüber, beschuldige andere, dass sie dich abgelenkt haben, beschuldige andere, dass sie dich beeinflusst haben, beschuldige die Natur, um zu rechtfertigen, dass du mit Recht verärgert und enttäuscht sein darfst.

3. Wenn deine Entscheidung erfolgreich ist, frage dich, ob es andersherum besser gewesen wäre.

Verteidigst du deine Entscheidung, auch wenn sie schlecht gelaufen ist? Schließlich hast du so viel investiert, also solltest du vielleicht lieber leiden? Wusstest du, dass Flugzeuge, die auf Autopilot fliegen, zu 90 % der Zeit vom Kurs abkommen? Du bist die ständige Autokorrektur des Autopiloten. Dr. Jeffers stellt dieses Modell als ein Beispiel dafür vor, wie wir unsere Entscheidungen aushandeln können, unsere Ziele kennen und uns selbst korrigieren/verfeinern können, während sich das Leben überall um uns herum verändert.

VOM KURS ENTFERNT/KORREKT-MODELL

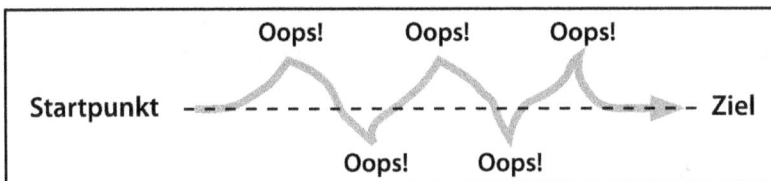

Startpunkt — — — Oops! Oops! Oops! Oops! Oops! Ziel

7. Affirmationen verwenden

Das englische Wort für Bestätigung ‚affirmation' stammt vom lateinischen ‚affirmare', was ursprünglich bedeutete ‚festmachen, stärken'. Tägliche Bestätigungen sind positive Phrasen, die du kreierst, um zu beschreiben, wie du in deinem Leben sein willst.

Ich benutze das Internet, um täglich auf kostenlose, inspirierende Zitate zuzugreifen. Es gibt viele zur Auswahl, mit verschiedenen Themen. Diese Inspirationen starten einen Gedankengang, der mein Denken inspirierend leitet. Ich habe viele Lieblingsautoren, die großartige inspirierende Bücher geschrieben haben. Ich benutze regelmäßig Zitate aus ihren Werken, um neue Affirmationen zu erstellen. Sie sind sehr effektiv, wenn sie täglich praktiziert werden. Es konditioniert unsere Gehirn, ähnliche positive Botschaften und Denkweisen anzunehmen. Unser Gehirn bezieht sich auf das, was wir in unserer Welt kennen. Auch wenn eine Bestätigung sich möglicherweise am Anfang als falsch erweist, beginnt dein Gehirn, während es sich langsam in der Vertrautheit der positiven Botschaft entspannt, zu fühlen, dass es möglich und real ist.

Sei sehr vorsichtig mit deinen Worten und entscheide dich dafür, nur diejenigen Affirmationen zu sprechen, die auf dein Wohlergehen hinwirken.

Gedanken haben Kraft und Energie. Wenn wir unsere Gedanken ändern, restrukturieren wir die Nervenbahnen unseres Gehirns. Wenn wir denken, wir sind Opfer, dann werden wir Opfer sein. Wenn wir denken, wir sind kreativ, dann werden wir kreativ sein.

Affirmationen stärken tatsächlich unser Gehirn, indem wir ihm helfen, an das Potenzial einer Handlung zu glauben, die wir wahrwerden lassen wollen. Wenn wir diese Affirmationen aufschreiben, werden sie noch stärker. Es ist ähnlich wie beim Üben, je mehr du dein Gehirn trainierst, desto stärker wird es. Das Niveau der Wohlfühlhormone steigt und treibt unser Gehirn dazu, neue Cluster positiver Gedanken und stärkere Neuropathien zu bilden.

Wenn du ständig sagst „Ich kann nicht", wird dich die Energie deiner Worte tatsächlich dazu bringen, nicht dazu in der Lage zu sein. Wenn du hingegen sagst „Ich kann!", wird die Energie deiner Worte genau das tun. Die Worte treten in unsere Gedanken. Schließlich wandeln sich diese Worte in Aktionen um.

Sei ein Wortschmied: Sei dir deiner Sprache bewusst und wähle sorgfältig die Worte, die dir helfen, deine Absichten zu manifestieren.

Die Worte werden vertraut und schließlich eine sich selbst erfüllende Prophezeiung und zu deiner Realität. Positive Affirmationen geben dir die Kontrolle über deinen Geist und die Informationen, die er erhält. Sie setzen dich ans Steuer und durchfluten dich mit positiven Informationen, die dich zum Besseren verändern werden.

Hier sind Beispiele für positive Affirmationen für das Vertrauen. Passe sie an deine Bedürfnisse an, indem du deine eigenen Formulierungen verwendest:

✦   Ich bin eine selbstbewusste Person.

✦   Ich kann fröhlich und ich selbst sein.

✦   Ich bin sozial kompetent und genieße es, neue Leute kennenzulernen.

✦   Ich bin jederzeit und in allen Bereichen meines Lebens zuversichtlich.

✦   Vertrauen ist für mich etwas Natürliches.

✦   Selbstbewusst zu sein und mich wohlzufühlen, ist Teil dessen, wer ich bin.

8. Anwesend bleiben – Atmen

Achtsames Atmen ist eine nützliche Fähigkeit, um Ängste zu bewältigen, um im Moment präsent zu sein, sich selbst bewusst zu sein und die Umgebung wahrzunehmen. Dazu müssen wir uns entschleunigen und/oder pausieren. Achtsames Atmen hilft uns, dies zu tun und präsenter zu sein.

Jeder atmet. In der Tat wirst du dir deines Atmens wahrscheinlich erst bewusst, wenn du darauf aufmerksam gemacht wirst. Du solltest wissen, dass das Erlernen der richtigen Atmung wichtig für deine körperliche, emotionale und geistige Gesundheit ist.

Tiefes Atmen ist ein starkes Beruhigungs- und Verjüngungsmittel.

Langsames Atmen senkt Herzfrequenz, Stoffwechselrate und Blutdruck und lindert Muskelverspannungen. Tief durchatmen, um langsam zu reinigen, erfrischen, entgiften, Kohlendioxid zu entfernen und Geist und Körper zu beleben.

Dir deiner Atmung bewusst zu werden und dir Zeit für Atemübungen zu nehmen, bringt dich in Einklang mit deinem Körper und liefert Energie und Ruhe für bewusstes und produktives Denken. Durch Entschleunigung und Beruhigung wird unsere Intuition klarer und stärker.

Kinder atmen natürlich und tief. Irgendwie haben wir Erwachsene diese Fähigkeit verlernt.

✦   Achte heute einmal darauf, wie oft du unbewusst den Atem anhältst.

✦   Jedes Mal, wenn du es bemerkst, atme mindestens dreimal tief durch.

- ✦ Setz dich hin, steh auf, oder wenn möglich, leg dich hin. Halte deine Wirbelsäule gerade, damit du spüren kannst, wie sich dein Bauch bewegt.

- ✦ Überkreuze deine Glieder nicht. Lass los. Entspanne dich.

- ✦ Verschränke deine Finger leicht und lege sie auf deinen Bauch leicht über deinem Nabel. Während du durch deine Nase in die Tiefen deiner Lungen einatmest, spüre, wie dein Bauch sich ausdehnt, und diese Bewegung deine Finger behutsam ein Stück aus ihrer Verschränkung löst.

- ✦ Atme langsam durch den Mund aus und drücke so viel Luft wie möglich heraus.

- ✦ Wiederhole diesen Vorgang mehrmals.

Sobald sich diese Art zu atmen angenehm anfühlt, versuche, aus dem unteren Teil deiner Wirbelsäule auszuatmen und die gesamte Luft aus deinem System zu entfernen. Öffne deinen Mund auf eine entspannte Art und Weise und merke, wie die Luft wie selbstverständlich in deine Lungen strömt. Atme noch einmal aus. Sei geduldig; das Gefühl ist subtil. Das Atmen besteht nur noch aus dem Ausatmen und die Luft kommt von selbst, um die leeren Lungen zu füllen.

Was auch immer du tust, versuche dir darüber bewusst zu werden, wie du atmest. Genieße dein Atmen.

Gönne dir die Zeit, dich nur auf deine Atmung zu konzentrieren, wie im Kapitel Kreative Übungen, Nummer 8, *In Kontakt mit deiner Atmung'* (Seitepage 134) beschrieben.

Manchmal fühlen sich ungewohnte Erfahrungen anfangs unangenehm an, wie zum Beispiel mit deiner nicht dominanten Hand zu schreiben oder auf der anderen Seite des Bettes zu schlafen. Unbehagen zeigt sich manchmal als Müdigkeit, Kichern oder Langeweile. Nachdem du diese neuen Dinge einige Male ausprobiert hast, wirst du dich wohl und vertraut damit fühlen. Wie jede Fähigkeit erfordert das richtige Atmen Übung. Vom Üben profitierst du sofort und baust deine allgemeine Gesundheit auf.

Wann immer du über das Atmen nachdenkst, richte deinen Rücken gerade, lass deine Schultern fallen und atme ein paar Mal bewusst tief durch.

Für drei verschiedene Atemübungen, die nur wenige Minuten dauern, siehe Kreative Übungen, Nummern 8 bis 12 (Seiten page 134).

Es gibt darüber hinaus viele Formen von Bewegungs-, Meditations- und Entspannungsübungen, zum Beispiel Yoga, Tai-Chi, Qigong und achtsames Gehen. Genieße dein neues Bewusstsein für deine Atmung und deinen Körper.

9. Anwesend bleiben – Meditieren

Meditation auf verschiedene Weisen erfolgen und vielen Zwecken dienen. Sie kann als vorübergehender Stressabbau durchgeführt werden oder eine lebenslange Begleiterin sein.

In der Meditation ...

✦ bringst du dein Bewusstsein in deinen Geist und deine Gedanken, du wirst dir deiner Gedanken bewusst und ruhst in dir.

✦ lässt du Sorgen, Ängste, Kummer und Schmerzen los. Entleere deinen Geist von diesen Gefühlen. Wenn du diese Spannungen loslässt, wird dein Herz Selbstvertrauen spüren und dein Bewusstsein wird wachsen.

Meditation kann beschrieben werden als:

Anwesend sein.

Bewusst sein.

Wach sein.

Auf das Leben achtend.

Verstehend und beobachtend.

Innehalten, um zuzuhören.

Meditation kann dir helfen, tiefsinniger zu sein und mehr Kontrolle über deine Gedanken zu haben. Meditation kann Stress lindern und wird bei der Schmerztherapie eingesetzt. Wenn du dich in der Meditation kennenlernst, kannst du selbst für dein Glück die Verantwortung übernehmen.

Oft machen sich meine Klientinnen und Klienten Gedanken darüber, ob sie ‚richtig' meditieren. Sie denken, ihr Verstand müsse frei sein von Gedanken. Da wir einen Verstand haben, werden wir immer Gedanken und Gefühle haben. Die meiste Zeit läuft unser Geist entfesselt und wild. Wir können leicht abgelenkt werden von dem, was uns umgibt, oder von dem Geschwätz in unseren Köpfen.

Zu Beginn einer Meditationssitzung erscheint es mir manchmal unmöglich, meinen Verstand zu beruhigen. Jedoch ist das eigentliche Ausführen des

Versuchs mich zu entschleunigen oder zu entspannen, wohltuend. Meditation eliminiert nicht die Gedanken, sondern hilft uns stattdessen, die Gedanken zu reflektieren und zu prüfen, indem wir überflüssiges Geschwätz beseitigen. Während sich unser Geist entspannt und unsere Gedanken sich verlangsamen, werden die Räume zwischen den Gedanken größer. Diese Lücken zu vergrößern, ist die eigentliche Arbeit der Meditation.

Meditation kann auf viele Weisen erfolgen. Das Kapitel Kreative Übungen, Nr. 11 und 12 (ab Seite page 137 bis page 138) behandelt zwei Formen, das Bewegen und das Sitzen.

Wie lange soll ich meditieren?

Wenn man sich in einen Zustand der Achtsamkeit versetzt, geht es weniger um die Dauer als um die Qualität der Zeit. Fünf Minuten aktiver Übung ist wertvoller als zwanzig Minuten im Dämmerzustand zu verbringen.

Starte deine Übungen mit kurzen Sitzungen. Unruhige, wirbelnde Gedanken werden sich unweigerlich in den Vordergrund drängen. Wenn dies geschieht, führe dich vorsichtig zurück zu deinem Fokus. Wenn du die Übung fortsetzt, wird es dir leichter fallen, fokussiert zu bleiben.

Manchmal wird es sich anfühlen, als könntest du weder deinen Geist entspannen noch dich konzentrieren. Das ist in Ordnung, denn das Bewusstsein für deinen angespannten Geist ist Teil deiner Achtsamkeit gegenüber dir selbst. Bleibe präsent mit deinem Verstand. Wenn deine Gedanken abschweifen, bringe sie sanft zu deinem Fokus zurück. Wenn du zulässt, dass deine Atmung langsamer wird, wird es deinem Verstand helfen, sich zu entschleunigen, jedes Mal ein bisschen mehr.

Zurück zum Alltag

Wenn du wieder in den Alltag eintrittst, lasse Weisheit, Ruhe, Einsicht, Humor, Mitgefühl und Weite, die du in der Meditation erworben hast, in deinen Tag einfließen. Sei dir deiner Handlungen voll bewusst; sei gegenwärtig.

Das wahre Wunder der Meditation ist unscheinbar und praktisch. Es ist eine subtile Transformation von Geist, Körper und Seele.

Unterstütze deine Meditation mit Kerzenschein, Weihrauch, Kunstwerken, die deine Stimmung heben, Musik, die deine Seele nährt, Tau, der auf einem Blütenblatt glitzert, Sonnenlicht, das durch die Bäume scheint, einen klaren blauen Himmel und schwere samtene Stoffe. Probiere verschiedene Ansätze aus. Mit der Zeit wirst du ein Meister deiner eigenen Glückseligkeit werden, mit einer Sammlung von Heilmitteln, die deine Atmung und deinen Moment erfreuen, inspirieren und beleuchten werden.

Nur weil du meditierst, bedeutet das nicht, dass du nicht herumrennen wirst und stattdessen die ganze Zeit über stillsitzen oder liegen bleibst. Meditation bedeutet, dass du dir bewusster und präsenter bist, weil du eine Weile innehältst, um zuzuhören, zu pausieren, zuzuschauen und zu verstehen.

10. Achtsam mit anderen kommunizieren

Zuhören, sprechen, schauen, fühlen – wie aufmerksam bist du, wenn du mit anderen kommunizierst? Bist du freundlich, respektvoll und rücksichtsvoll? Gehst du davon aus, dass andere automatisch verstehen, was du kommunizieren willst?

Es liegt in deiner Verantwortung, klar zu kommunizieren und im Gegenzug sorgfältig auf die an dich gerichtete Kommunikation zu achten. Gib anderen die Aufmerksamkeit, die du selbst erhalten möchtest.

> **Oft ist es unsere Sorge, unsere eigenen
> Ideen adäquat auszudrücken, die uns
> weniger auf andere reagieren lässt.**

Ein wichtiger Aspekt der Kommunikation ist nicht das, was wir ausdrücken, sondern wie wir es ausdrücken. Während wir auf einer bestimmten Ebene den Unterschied zwischen inspirierender und positiver Sprache und Wörtern, die schmerzen, kontrollieren oder verunglimpfen, verstehen, setzen wir dieses Wissen nicht immer in die Praxis um.

In den letzten Jahren habe ich, während ich Lehrkräfte zum Thema Wahrnehmungsfähigkeiten unterrichtet habe, in viele schockierte Gesichter gesehen, die erkennen ließen, wie oft sie unbeabsichtigt Kinder entmutigt, ihre Kreativität unterdrückt und sogar deren Entwicklungserfolg durch ungeschickte, verurteilende Sprache und vielleicht sogar durch Worte gedämpft haben, die als Witz gedacht waren. Auch Erwachsene können durch Worte verletzt werden, die nach wenig Überlegung herausposaunt werden.

Sorgfältiges Abwägen wird dir helfen, deine Kommunikationsweise positiv zu beeinflussen, nicht nur durch die Worte, die du verwendest, sondern auch in der Körpersprache, den allgemeinen Umgangsformen und vielleicht vor allem in deiner Fähigkeit zuzuhören.

Respektvoller Umgang ist entscheidend für die Entwicklung von Selbstwertgefühl und Selbstachtung und beeinflusst letztendlich die Kommunikation von anderen. Konfliktlösung zu lernen, zu teilen, zu fördern und zu verhandeln ist dann praktikabel, zugänglich und fließend – zum Nutzen aller.

Worte, die entmutigen

Es liegt in unserer Absicht, Komplimente zu machen, zu loben und zu scherzen. Dennoch können einige Wörter und Sätze so endgültig, unbarmherzig und unversöhnlich sein, dass sie entmutigend und demoralisierend sind. Witze sind wirklich nicht lustig, wenn sie eine andere Person oder Personengruppe erniedrigen. Noch sind harsche Worte oder Sarkasmus konstruktiv oder motivierend.

Manchmal können wir uns im Selbstgespräch auf Misserfolg oder Enttäuschung einstellen, indem wir hochgesteckte und wertende Begriffe verwenden.

Einige davon sind vorverurteilende Worte, die uns in eine Schublade stecken. Wörter, die dazu neigen, zu etikettieren, zu messen, zu werten oder zu beherrschen, können als wertend, begrenzend, kontrollierend oder sogar verurteilend missverstanden werden.

Beispielsweise:

immer	*Schuld*
niemals	*wenn nur*
unmöglich	*vermeintlich*
man müsste	*man könnte*
sollte	*allerdings*
geht nicht	*Zweifel*
müssen	*aber*
bedauern	*schwierig*

Worte, die den Wettstreit anregen, könnten je nach Bedeutung und Situation potenzielle Gründe für das Scheitern sein:

gut	*am besten*
schlecht	*super*
besser	

Wörter, die Frustration oder Versagensangst vermitteln, bedürfen sorgfältiger Überlegung, insbesondere dort, wo es keine absoluten Werte gibt, wie zum Beispiel bei künstlerischer Leistung und Kreativität:

kompliziert	*falsch*
problematisch	*inkorrekt*
richtig	*Irrtum*
korrekt	*täuschen*
akkurat	*inakzeptabel*
Fehler	*mühsam*

Nimm dir einen Moment Zeit, um über den Druck nachzudenken, den diese Worte auf eine andere Person ausüben können. Wenn ein Thema als ‚leicht' oder ‚schwierig' eingeführt wird, wird ein Werturteil vorweggenommen, das möglicherweise nicht von allen geteilt wird. Bedenke stattdessen, wessen Standard präsentiert wird. Ein Thema als ‚neu' oder ‚faszinierend' einzuführen, ist zugänglicher und weckt Neugierde. Aufgrund unterschiedlicher Fähigkeiten erfordern einige Aufgaben von Person zu Person unterschiedliche Zeit und Aufwand. Individualität muss berücksichtigt werden.

Worte, die ermutigen

Wie kannst du deine Sprache ermutigend einsetzen? Wie kannst du führen, entwickeln, verbessern? Diese Fragen richten sich nicht nur an Lehrkräfte im Klassenzimmer, sondern gelten für alle unsere Beziehungen:

Erkenne die Richtigkeit der Aussage einer Person und ihr Recht, diese zu treffen.

Sei dir deiner Worte und ihrer Auswirkungen bewusst.

Sei dir deiner Stimme bewusst.

Lobe Antworten aufrichtig; ermutige und biete gleichzeitig Unterstützung an.

Manchmal, wenn du deinen Standpunkt und deine Wortwahl erklärst, kannst du damit notwendige Kritik oder Korrektur abmildern. Achte darauf, Worte angemessen zu verwenden. Hier einige Vorschläge zur Verwendung von Worten und Kommentaren:

Wenn du Verantwortung übernimmst, verwende ‚Ich'-Aussagen für Meinungen und Gefühle.

Sprich über persönliche Aufgaben und Meinungen, schätze die Unterschiede und Einzigartigkeit ohne die Notwendigkeit der Zustimmung oder Uneinigkeit. Etwas anderes anzuerkennen bedeutet nicht, dass du die Meinung teilst.

Denk mal darüber nach. Probiere es aus! Nachfolgend sind einige Beispiele aufgeführt:

Ich mag die Art, wie du an Dinge herangehst.

Ich bin neugierig ...

Das ist eine interessante Sichtweise.

Du hast es herausbekommen!

Erstelle eine Liste mit deinen eigenen Beispielen.

Der externe Kritiker

Es ist wunderbar, wenn Menschen an dich und deine Großartigkeit glauben.
Es ist noch wirksamer, wenn du an dich selbst glaubst.

Wahre Ermutigung kommt sanft und baut Wertschätzung auf. Suggestive Kommentare könnten zu Defensivität führen. Wenn du deinen Erfolg und dein Wachstum anerkennst, um dich selbst zu erfreuen, dann hast du die meiste Kraft, weil diese Kraft von dir ausgeht.

Mehr als Sprache

Verschiedene Worte und Bedeutungen können in jeder Sprache unklar sein. Wähle die Wörter, die du benutzt, sorgfältig aus. Sei offen zu klären, neu zu definieren und zu überdenken.

Betrachte den Rahmen, von dem aus du sprichst: Du verwendest Wörter aus deiner Erfahrung, die in einer anderen Kultur oder Situation möglicherweise nicht gleich verstanden werden.

Artikulation kann eine Herausforderung sein, unabhängig davon, wie groß dein Vokabular ist, da Worte allein nicht ausreichen können. Ton, Stimmlage, Körpersprache und Mimik verleihen dem, was kommuniziert wird, die volle Dimension.

Framing, Einführung, Angebot und Neugier sind sanfte Wege zur Kommunikation. Kommuniziere in der Absicht, fürsorglich und zugänglich zu sein.

11. Aktives Zuhören

Aktives oder ‚erfahrungsbezogenes' Zuhören ist eine unterstützende und nicht störende Art der Rückmeldung zum Sprechenden, was er oder sie mit dir kommuniziert. Dadurch kann der Sprechende erfahren, was der Zuhörende gehört hat. Die Botschaft des Sprechenden ist vielleicht nicht genau das, was der Zuhörende verstanden hat.

Sprache hat Grenzen in ihrer Bedeutung und Interpretation. Was gesagt wird, ist relativ zur Erfahrung und Kultur des Einzelnen. Wir hören und sprechen durch den Trichter unserer Erfahrung. Der Rahmen und die Einführung von Ideen schaffen offene Kommunikation und Neugierde auf beiden Seiten.

Mit Worten und Eindrücken, die auf beiden Seiten ausgestrahlt werden, können falsche Eindrücke korrigiert und Ideen detailliert ausgeführt werden, mit einer guten Chance auf gegenseitiges Verständnis. Aktives Zuhören hilft den Menschen, ihre inneren Gedanken und Prozesse zu artikulieren und Ideen und Probleme zu erforschen. Aktives Zuhören gibt dem Sprechenden auch die Möglichkeit, sich selbst zu hören und zu verstehen, wenn Gedanken von den Zuhörenden zurückgespiegelt werden.

Mit aktivem Zuhören können sich wiederholende Gedanken und Überzeugungen aus der Schwebe gehoben und zu Klarheit und Verständnis gebracht werden. Wir können dann Erfahrung und Erinnerung nutzen, um unsere alten Wege zu überwinden und neue Gedanken und Ideen einzubringen.

Wie aktives Zuhören funktioniert

Manchmal möchte ein Sprechender vielleicht ein ganzes Thema durchsprechen, bevor er eine Rückmeldung vom Zuhörenden erwartet, oder der Sprechende möchte sich mit einem Gedanken nach dem anderen befassen. Es hilft, vorher eine Zeitbegrenzung zu vereinbaren und dann eine Uhr unauffällig in der Nähe zu platzieren. Aus meiner Erfahrung heraus können wir intuitiv unsere Aufmerksamkeit regulieren, ohne zu fühlen, dass die Zeit eine

Einschränkung ist. Normalerweise ist die Übung innerhalb von fünf Minuten nach der voreingestellten Zeit abgeschlossen.

Aktive Partizipation ist für den Zuhörenden mehr als nur das Wiederholen von Wörtern. Es geht darum, die Gedanken, Ausdrücke, Töne und sogar die verwendete Körpersprache mit dem Sprechenden zu kommunizieren.

Mit Übung kann das, was zunächst umständlich und mühsam erscheinen mag, zu einem natürlichen Kommunikationsweg werden.

Es ist erstaunlich, wie klar und unkompliziert das Verstehen mit dem Bemühen wird, aufmerksam zuzuhören. Die nicht in Vermutungen und Annahmen investierte Energie ist ein Gewinn für beide Seiten und wirkt befreiend.

12. Musik und Klang abstimmen

In alten Kulturen waren die lautesten Geräusche, die man zu Ohren bekam, ein Donnergrollen oder der Schlachtruf eines Kriegers. Seit der frühen Neuzeit ist die Welt viel lauter geworden. Es gibt so viel Lärm und Schwingungen in unserem Leben. Lärm von Computern, Heizungen, Beleuchtung, Motoren, Lüftern, Klimaanlagen, Filtern, Radios, Generatoren, Trocknern, Maschinen, dem Verkehr und mehr umgibt uns ständig.

Das Bewusstsein für die Bedeutung von Klang in deinem Leben kann ein wichtiger Anfang für dich sein.

Wenn wir lernen, einen Teil des Lärms abzuschalten, können wir auch Geräusche ausblenden, die wichtig sein könnten. Wie wählen wir aus und wie editieren wir? Werden einige Geräusche im ‚Ignorieren'-Stapel abgelegt und andere nicht? Welche Nachrichten müssen gehört werden? Vielleicht wissen wir es nicht einmal selbst. Wer weiß, was wir verpassen?

Wie können wir Klänge schätzen, wenn wir nicht zuhören? Wie können wir zuhören, wenn wir Klänge nicht schätzen?

Wenn wir Lärm blockieren, lernen wir dann auch, andere Sinne und andere Empfindungen zu blockieren? Machen wir uns taub für die Welt um uns herum? Kein Wunder, dass wir am Ende des Tages erschöpft sind. Wir sehnen uns nach Grünflächen und Flusslandschaften und Ruhe.

Überprüfe deine Umgebung während des ganzen Tages. Können einige Geräusche heruntergedreht werden? Können geräuschvolle Maschinen bewegt oder gedämpft werden? Kann dein Arbeitsbereich an einen ruhigeren Ort verlegt werden? Was können wir kontrollieren?

Versuche, Pausen von der Kakophonie des täglichen Lärms einzulegen.

Schalte den Fernseher aus. Drehe das Radio herunter. Finde einen ruhigen Bereich zum Lesen oder einfach zum Reflektieren. Verbringe Zeit in einer visuellen oder akustischen Zuflucht wie ein Wald, ein Garten oder ein Park. Wenn das nicht möglich ist, entwickle Bilder in deinem Kopf von ruhigen, erholsamen Orten und stelle ab und zu den Lärm aus und visualisiere dann einfach diese Orte. Denke an die Stille beim Tauchen unter Wasser, das sanfte Klatschen der Wellen gegen ein Kanu, das über das Wasser gleitet. Stelle dir vor, du sitzt in einem bequemen Korbsessel auf einer sonnigen Veranda. Wenn der Umgebungslärm dies verhindert, verwende Kopfhörer und schaue Naturfilme, bis du die Visualisierung in einer natürlichen Umgebung durchführen kannst.

Und manchmal schalte alles aus und setze dich einfach nur ruhig hin. Blende diese ruhigen, stillen Visionen ein.

Hör auf den Klang der Stille und fühle dich entspannt.

Musik ist mit der Schöpfung verbunden

Die Antike kannte die wunderbare Kraft der Musik, um Körper und Geist in Einklang zu bringen.

Viele Kulturen verwenden immer noch verschiedene Klänge, um Heilung, spirituelle Erleuchtung und das Eintauchen in die Energie des Universums anzuregen. Musik ist eine universelle Sprache und jeder Mensch kann von ihrer emporhebenden Kraft profitieren. Sie kennt keine Barrieren in Bezug auf Vorurteil oder Lage.

Musikalische Schwingungen können alles stimulieren. Wenn es stimmt, dass Pflanzen in der Nähe von beruhigender Musik am besten wachsen, dann ist beruhigende Musik auch gut für Menschen.

✦ Wähle die für dich passende Musik aus, um dein Leben zu verbessern.

✦ Höre zu und erspüre, welche Gefühle die verschiedenen Arten von Musik in dir wecken.

✦ Welche Musikrichtung entspannt dich?

✦ Wenn du dich in Schwung bringen willst, welche Art von Musik hilft dir dabei?

In meinen Workshops benutze ich Musik als Hintergrundgeräusch oder manchmal als fokussierendes Hilfsmittel. Die Teilnehmenden äußern sich anschließend zu ihrem Entspannungsniveau und ihren Erfolgen. Außenstehende bemerken eine erhöhte Ruhe und Konzentration bei den Studierenden. Die wenigen Male, in denen ich die Musik weggelassen habe, sagten mir meine Studierenden, dass sie die Musik vermissen.

Für die Workshops versuche ich Musik zu wählen, die sich in die Situation einfügt. Musik kann entspannen und ein Klassenzimmer beruhigen oder beleben.

Musik kann starke Gefühle hervorrufen und freudige oder traurige Erlebnisse freisetzen, die in unseren Erinnerungen gespeichert sind. Die Kombination von Musik mit Bildern und anderen Kunstformen intensiviert und erweitert das Erlebnis.

Wenn du ein tieferes Bewusstsein für Klänge gewinnst, kannst du besser verstehen, wie sich der Sound auf dich auswirkt.

Erkunde verschiedene Möglichkeiten, Klänge zu erleben. Verwende Farben, Formen und Journaling, um den Klängen, die du aufnimmst, Ausdruck zu verleihen.

Betrachte verschiedene Musikinstrumente wie Trommel, Shaker, Violine, Klavier, Flöte und andere und versuche zu verstehen, wie sich der Klang des jeweiligen Instruments auf dich auswirkt. Ist sein Klang beruhigend, irritierend, inspirierend, von Herzen kommend, traurig ...?

Sammle auch Musikaufnahmen, in denen Instrumente auf unterschiedliche Weise und aus verschiedenen Kulturen verwendet werden. Hör dir zum Beispiel ostindische, afrikanische und chilenische Trommeln an, oder Schlagzeugtrommeln, oder die Trommelmusik der autochthonen Völker in Nordamerika. Option: Höre zu und erkunde deine Reaktion auf Geräusche des täglichen Lebens, zum Beispiel ein Mixer, ein klingelndes Telefon, ein Wasserkocher oder tropfendes Wasser aus einem Wasserhahn.

Rhythmus und Vibration

Verschiedene Rhythmen zu erforschen, ist etwas, das wir mit unserem ganzen Körper fühlen. Wenn die Musik für uns passend ist, wollen wir uns ihr unterwerfen und uns zu ihren Rhythmen und Schwingungen bewegen. Wir fühlen uns motiviert, entspannt und verjüngt.

Wissenschaftlich gesprochen vibrieren wir auf zellulärer Ebene. Auch jede andere Materie vibriert. Da Vibrationen Rhythmen sind, ist alles Rhythmus. Alle Schwingungen sind miteinander verbunden und interagieren miteinander.

**Das Leben ist herausfordernd genug, ohne
dass wir uns gegen die natürlichen Rhythmen
der Welt um uns herum stellen.**

In der Natur braucht es weniger Energie, um zusammen zu pulsieren, als im Gegeneinander zu pulsieren, sodass ähnliche Rhythmen dazu neigen, sich über die Zeit einander auszurichten. Wenn wir uns der Signale in unserem Körper bewusstwerden, können wir uns auf andere Rhythmen ausrichten und mit ihnen kommunizieren. Wenn du den Rhythmus erforschst, erschließen sich dir kollektive Energien. Es ist unbeschreiblich. Es zu erleben, ist der einzige Weg.

✦ Körperrhythmen und Muster. Wir alle sind musikalisch. Wir sind mit Körperrhythmen und Mustern geboren. Unsere Körper sind Rhythmusmaschinen, synchron und nicht synchron, die Verhaltensmuster und Chaos erzeugen. Unser Herzschlag ist der vertrauteste Rhythmus. In den Traditionen der autochthonen Völker gilt, dass wir beim Trommeln unseren Herzschlag für die Erde wiederholen.

✦ Hör zu.

✦ Höre noch besser zu.

✦ Reagiere.

Wenn du verschiedene Rhythmen erforschst, entspanne dich und lass dein ganzes Wesen fühlen und sich zu den Vibrationen bewegen. Du wirst in deinem Körper und in deinem Geist und mit all deinen Sinnen die Richtigkeit dessen erkennen, welche Rhythmen mit deinem Rhythmus schwingen. Du wirst es in deinen Händen und in deinen Füßen fühlen, und du wirst dem Rhythmus folgen wollen. Hab den Mut, dich gehenzulassen.

Mit Leidenschaft tanzen

Tanze boshaft, tanze wütend und tanze ausgelassen. Schwitze. Selbst wenn du Musik hasst, gib ihr nach! Tanze, als ob du es hasst! Reagiere darauf!

Tanze ängstlich!

Beim Tanzen geht es um Leidenschaft. Tanze träumerisch, sanft, anmutig und exotisch.

Tanze überall. Tanze mit dem Leben als deinem Geliebten.

Tanze vergnügt! Aus keinem anderen Grund als aus Freude, springe! Mache eine coole Bewegung. Mache eine ungeschickte Bewegung. Erzähle eine Geschichte mit deinem Tanz.

Der Körper muss sich bewegen und tanzen. Singe und summe nach deinem eigenen Rhythmus und Timing.

Trommeln, Tanzen, Chanten (singen von spirituellen Liedern), Singen und Summen sind Wege, andere Schwingungen in deine Zellen zu infiltrieren. Wenn du das Bewusstsein für deinen Rhythmus findest, wirst du in der Lage sein, dich auf andere Rhythmen um dich herum beziehen zu können. Diese Rhythmen der Menschheit, das Wetter, Erdzyklen wie Jahreszeiten und Gezeiten, Gesellschaft und Systeme sind überall. Mit deiner

wiedergewonnenen Sensibilität wirst du in der Lage sein, dich selbst anzupassen und mit ähnlichen Rhythmen zu schwingen, wodurch du eine gewisse
Harmonie mit deiner Umgebung erhältst.

13. Umgang mit Nahrungsmittelintoleranz

Während Essen für unser Überleben essenziell ist, können einige Nahrungsmittel gegen uns arbeiten und Ängste in uns auslösen.

✦ Du kannst ein Test-Kit für Nahrungsmittelunverträglich online
bestellen oder als Privatleistung bei deinem Hausarzt machen
lassen. Der Test prüft auf Nahrungsmittel, bei denen deine
Körperproteine beim Abbau und der Verwendung Probleme
haben könnten, und erstellt ein Chart, das jene Nahrungsmittel
anzeigt, auf die dein Körper eine Intoleranz oder eine
Borderline-Intoleranz entwickelt hat. Der Test bewertet mehr
als zweihundert Lebensmittel.

✦ Er unterscheidet sich von einem Nahrungsmittelallergietest.
Wenn du allergisch auf Nahrungsmittel reagierst, kann
dies bedeuten, dass dein Körper nach dem Verzehr eines
bestimmten Nahrungsmittels einen anaphylaktischen,
schnellen Ausbruch von Symptomen hat.

✦ Das Verdauen von Nahrung, die dein Körper nicht verträgt,
ruft möglicherweise keine eindeutigen Symptome hervor.
Wenn du Lebensmittel isst, die du nicht verträgst, könnte sich
ein Reizdarmsyndrom verschlimmern, und solche Symptome
wie Blähungen, Angstzustände, Kopfschmerzen, Müdigkeit,
Asthma, Gelenkschmerzen, Arthritis, Gewichtsprobleme,
Fibromyalgie und juckende Haut verursachen.

Viele Menschen haben sowohl Nahrungsmittelunverträglichkeits- als
auch Allergietests durchgeführt und konnten dadurch problematische Nahrungsmittel aus ihrer Nahrungsaufnahme eliminieren. Ich habe mehrere Klientinnen und Klienten, die diese Test mit guten Ergebnissen gemacht haben.
Das Weglassen einiger Nahrungsmittel hat Kindern mit Verhaltens- und
Schlafproblemen geholfen. Es hat Erwachsenen mit Reizdarmsyndrom (RDS)
geholfen und ihre Stimmung verbessert. Einer meiner Klienten berichtete
über das komplette Verschwinden von Kopfschmerzen, nachdem er den Test
gemacht und entsprechende Ernährungsumstellungen vorgenommen hatte.
Ich habe vor kurzem den Test gemacht und war überrascht, auf meiner
Liste der Nahrungsmittelintoleranzen bestimmte Nahrungsmittel zu finden,
wie zum Beispiel weiße Bohnen, Erbsen und Mandeln. Aber ich lasse sie weg,
um meine Widerstandsfähigkeit und Gesundheit zu erhöhen. Seit dem Test
habe ich ein kurz Journal geführt und Stimmungsänderungen festgestellt, die
darauf zurückzuführen sind, dass ich Lebensmittel verzehre, auf die ich eine

Intoleranz habe. Aktuell kann ich sagen, dass ich mich widerstandsfähiger und ruhiger fühle, wenn ich die Lebensmittel auf meiner Intoleranz-Liste vermeide.

14. Nahrungsergänzungsmittel

Lernen, wie man sich richtig ernährt, ist zu einer Bildungsbranche an sich geworden. Aus der Perspektive der Bewältigung von Stress und Angst stelle ich nachfolgend ein paar unentbehrliche Nahrungsergänzungsmittel vor.

Magnesium

Magnesium ist eine wertvolle Ressource, die viele Eltern meiner minderjährigen Klientinnen und Klienten verwenden, um deren Ängste zu senken und ihnen beim Einschlafen zu helfen.

Magnesium ist als wichtiger Enzymkatalysator bekannt, insbesondere für Enzyme, die an der Energieproduktion beteiligt sind. Es hilft dem Körper auch, Kalzium und Kalium aufzunehmen.

Ein Mangel an Magnesium stört die Übertragung von Nerven- und Muskelimpulsen und verursacht Reizbarkeit und Nervosität. Mit genügend Magnesium kann man Depressionen, Schwindel, Muskelschwäche, Zuckungen und dem prämenstruellem Syndrom vorbeugen. Es hilft dem Körper, den richtigen pH-Wert und die normale Körpertemperatur beizubehalten.

Magnesium ist ein essenzielles Mineral und leistet viel im Körper. Es kommt in vielen Nahrungsmitteln vor: Fisch, Fleisch, Meeresfrüchte, Äpfel, Aprikosen, Avocados, Bananen und Zuckerrüben, um nur einige zu nennen.

Ich werde hier nicht alle Vorteile durchgehen. Wenn du mehr erfahren möchtest, schau in den Referenzen am Ende des Buches nach.

Kalzium

Es ist allgemein bekannt, dass Kalzium eine beruhigende Wirkung auf das Nervensystem haben kann. Wenn das Kalziumlevel im Körper gering ist, können Nervenzellen in Hyperaktivität gehen. Magnesium und Kalzium gleichen einander aus und arbeiten gut zusammen. Wenn du Bedenken wegen des Mangels an Mineralien in deinem Körper hast, wende dich an einen Arzt. Beachte auch die Referenzen am Ende des Buches für weitere Informationen.

Andere beruhigende Ressourcen

Magnesium und Kalzium sind nur zwei von vielen natürlichen Ernährungsressourcen. Vitaminpräparate wie Vitamin B-Komplex und Vitamin C erhöhen die Stressresistenz.

Bach-Blütentherapie: Diese Behandlungsmethode und ihre 38 Blütenessenzen wurden von Edward Bach, einem bekannten Arzt, in den 1930er Jahren entwickelt. Die heute noch weit verbreiteten Essenzen werden alle aus

Blumen, Pflanzen, Sträuchern und Bäumen hergestellt. Keine von ihnen ist schädlich oder suchterzeugend. Ich habe die Bachblüten-Rettungstropfen für mich selbst benutzt und meine Kinder damit aufgezogen. Ich trage sie in meiner Handtasche bei mir und bewahre sie in meinem Nachttisch auf. Bachblüten-Rettungstropfen enthalten eine Kombination aus fünf Bachblüten.

Aus Kräutern wie Kamille, Pfefferminze und dem heiligen Basilikum können Tees mit beruhigender Wirkung gewonnen werden.

Obwohl Aromatherapie und ätherische Öle definitiv keine Nahrungsmittel sind, nehme ich sie hier auf, weil sie aus natürlichen Quellen stammen und als Nahrung für die Seele dienen. Speziell zum Entspannen verwende ich Lavendel und einige andere ätherische Öle.

15. Selbstschutz

Wir tendieren dazu, unsere ‚Selbstbefähigung' mit Handlungen zu verbinden. Manchmal erfordert der Prozess eine erholsame oder schützende Unterbrechung, bevor wir in den Strom der Dinge zurückwaten. Hier sind drei Möglichkeiten, wie dein innerer Krieger dich beschützen kann.

Protektor / Schild

Vor ein paar Jahren hatte ich ein berufliches Meeting und kam abgeschlagen, müde und deprimiert nach Hause. Es war ein gutes Meeting gewesen, aber ich fühlte mich dennoch schrecklich. Ich erinnere mich, dass ich im Anschluss zu meinem Tai-Chi-Kurs ging und meine Lehrerin sagte, ich sei zu offen. Ich sagte, ich dachte, wir sollten offen sein. „Nein", sagte sie. „Stell dir vor, du bist eine Lotusblume. Manchmal öffnet sich die Blüte der ganzen Welt, aber zu anderen Zeiten schließt sich die Blüte ein wenig oder sogar ganz und schützt sich so vor negativen und ungesunden Erfahrungen." Dies war meine erste Einführung in das Konzept der Selbstabschirmung.

Das Ziel ist es, einen Schild zu schaffen, der jederzeit und überall verwendet werden kann. Dies ist besonders nützlich für Menschen, die hochsensibel und empathisch sind. Zum Beispiel jemand, der, während er neben einer traurigen Person sitzt, auch traurig wird.

Stell dir deinen eigenen Schild vor, einen, der dich beschützen wird. Dieser Schild kann ein Ritterschild, ein Krieger, eine Blumenreihe, ein Wasserfall, ein Vorhang oder eine kugelsichere Weste sein. Mein Schild schützt mich. Ein Klient verwendet einen Kreis von Stinktieren. Manchmal kann die Kleidung eine Metapher für ein Schild sein, oder das Tragen bestimmter Schmuckstücke oder Steine kann den Schutz symbolisieren.

Ein anderer Klient, ein kleines Kind, wurde in der Schule gemobbt. Er war ein Schachwunderkind, und um sich abzuschirmen, stellte er sich seine Gegner als Königinnen vor. Ich fragte ihn: „Hat die Königin nicht viel Macht im Schach?" Er sagte mit einem Lächeln: „Ja, aber es sind Mädchen." Danach störte ihn das Mobbing nicht mehr und es hörte schließlich auf.

Mach, was für dich funktioniert. Finde einen ruhigen Ort, achte auf deine Atmung, nimm dir Zeit, dir deinen Schild vorzustellen, bemerke seine Qualitäten und wie sich dein Körper damit anfühlt.

Dieser Schild schützt dich und gibt dir einen sicheren Hafen. Er hält andere unangenehme Stimmungen fern. Klatsch und Tratsch, verbales Mobbing, die Probleme anderer Leute, den Unmut über schlechte Autofahrer und so weiter. Man kann immer noch empathisch sein und bewusst bleiben, aber die meisten Unannehmlichkeiten bleiben draußen.

Ich benutze den Schild in meiner Arbeit. Wenn ich meine sensible Natur nicht schützen würde, wäre ich nicht in der Lage, mit Trauma-Klientinnen und -Klienten zu arbeiten.

Man könnte ihn sogar beim Einkaufen verwenden – wer weiß schon, welche Art von Energie oder Ungeschicklichkeit erscheinen wird?

Nur, weil du gelernt hast, deinen Schild zu nutzen, heißt das nicht, dass du niemals wieder unvorbereitet getroffen wirst. Wenn du ihn jedoch regelmäßig installierst und verstärkst, wird die Kompetenz stärker. Ich installiere meinen Schild, bevor ich morgens aufstehe, und ich verstärke ihn über den ganzen Tag.

Hier ist ein weiteres wundervolles Konzept, das als Teil deines Schildes enthalten ist. Byron Katie benutzt es. Es heißt ‚Gottes Angelegenheiten, deine Angelegenheiten, meine Angelegenheiten' (englisch: ‚god's business, your business, my business'). (Bari McFarland bezieht sich auch in ihrem Kapitel darauf; siehe Seite page 109).

Wir haben keine Kontrolle über die Angelegenheiten Gottes (der Gott deines Verstands, Geist/Mutter Natur, Jahwe usw.). Es sind Phänomene wie das Wetter, die Naturgewalten, die Art, wie eine Blume blüht, und so weiter. Es hat keinen Sinn, sich darin negativ zu verstricken, da wir nichts dagegen tun können.

Deine Angelegenheiten: Sie gehen mich nicht wirklich etwas an. Also, wenn du schlechte Entscheidungen triffst, ist das deine Sache. Wenn du regelmäßig negativ bist und eine negative Einstellung hast, ist das deine Angelegenheit. Wenn du mich nicht um meine Hilfe bittest, ist das deine Sache. Deine Gedanken sind deine Angelegenheit.

Meine Angelegenheiten sind das, was zwischen meinen Ohren vorgeht. Meine Angelegenheit ist meine Wahl darüber, wie ich denke, was ich denke, wie ich mir etwas vorstelle und wie ich handeln soll. Meine Gedanken sind meine Sache.

Ich kann deine Angelegenheiten außerhalb meines Schildes lassen. Ich kann sie bemerken, auch wenn ich mich nicht darin verwickeln, mich nicht einmischen, sie nicht annehmen oder sie in meine Privatsphäre lassen muss.

Behälter

Die Verwendung eines Behälters im Kopf ist eine weitere großartige Strategie für die Gedankenkontrolle. Manchmal haben wir unangenehme

Erinnerungen oder Gefühle. Manchmal sind diese unangenehmen Gefühle invasiv. Oft haben wir gelernt, diese unangenehmen Gefühle wegzuschieben oder wegzustopfen. Dieser Prozess erhöht nur den Schmerz. Und wenn sich die unangenehmen Gefühle aufbauen, trüben sie alle Emotionen. Schließlich haben wir Schwierigkeiten zu erkennen, ob wir uns glücklich, traurig, wütend und so weiter fühlen. Diese Gefühle können sich auch in dem Maße aufbauen, dass wir es einerseits leid sind, sie zu unterdrücken, und es andererseits nicht viel braucht, um uns neben den schmalen Grat treten zu lassen, der uns von Depressionen oder Wut trennt.

Der Behälter ist eine Möglichkeit, unangenehme Erinnerungen und Emotionen zu beseitigen. Es geht darum, sie anzuerkennen, was anders ist als sie zu verbannen. Sie bleiben so lange in Sicherheit, bis du mit ihnen umgehen oder sie verarbeiten kannst und/oder sie heilen willst.

Stell dir einen Behälter vor, einen beliebigen Behälter. Manche Menschen haben mehrere Behältnisse. Dieser Behälter hat die Fähigkeit zu verwahren, was auch immer du hineinlegen möchten. Stelle sicher, dass du ihn abschließen kannst und verwahre ihn an einem sicheren Ort.

Nimm dir Zeit und lege alles hinein, was du zum sicheren und geschützten Verwahren in den Behälter legen möchtest.

Manchmal können die Gefühle oder Erinnerungen ausströmen. Schiebe sie einfach wieder zurück und schließe den Behälter fester. Nach einiger Übung bleiben sie normalerweise im Behälter. Der Unterschied zwischen dem Aufbewahren von Dingen in diesem Behälter im Gegensatz zum Wegschieben oder Unterdrücken ist, dass wir uns darüber bewusst sind, was wir aufbewahren und einschließen.

Sicherer / ruhiger Ort

Ich habe viele Versionen dieser Übung in meinem Leben angewandt. Sie ist eine Art Grundübung und besonders wirksam, wenn man auf einem höheren Angstlevel ist.

Stell dir einen Ort des Wohlbefindens, der Ruhe, des Friedens und der Stille vor. Dieser Ort kann real oder imaginär sein. Dieser Ort könnte ein Feiertag, ein Ort in der Natur, ein Ferienhäuschen, ein geheiligter Ort, die Küche einer Großmutter, ein Heiligtum sein. Er könnte in deinem Herzen sein. Dieser Ort hat viele positive Gefühle, Erinnerungen und Empfindungen.

Stell dir darin vor: Dich, die Naturschauspiele, die Geräusche und Gerüche. Beachte, wie sich dein Körper fühlt, wenn du dort bist. Fühlst du dich ausgeglichen, geborgen, komfortabel? Wie ist deine Atmung, hat sie sich verlangsamt? Welche Emotionen hast du: Trost, Leichtigkeit, Ausgeglichenheit, Glück, Ruhe, Freude, Fürsorge?

‚Ruhiger Ort' ist eine wunderbare Übung, um Kinder dazu zu bringen, sich nachts oder tagsüber zu beruhigen, wenn sie sich ängstlich fühlen.

16. Journaling und Journaling-Impulse

Das Schreiben ist als eines der reinigenden und heilenden Werkzeuge des Geistes bekannt. Das Schreiben verwendet die Sprach- und Bildwerkzeuge des Geistes, um Gedanken und Gefühle entweder sachlich oder einfallsreich auszudrücken.

Manchmal sind unsere Gedanken unter Urteilen, geringem Selbstwertgefühl, persönlichem Zweifel und/oder Besorgnis über die Meinungen anderer begraben. Journaling oder Tagebuch schreiben ist privat und persönlich und der Inhalt ist nur für dich bestimmt. Der Akt des Schreibens von zufälligen Gedanken und das Beschreiben von Ideen und Bildern können uns von Spannung befreien und uns an die Schwelle der aufregenden Kreativität bringen.

Journaling kann dein privater und einzigartiger Akt des Ausdrucks sein, ohne Rücksicht auf Form, Stil, Grammatik oder sogar Interpunktion.

Das Schreiben liefert oftmals den Rohstoff für das Kunstschaffen. Wie bei anderen Kunstformen, beispielsweise beim Komponieren, in der Malerei und der Poesie, setzen wir oft unsere eigene Fähigkeit, kreativ zu sein, herab. Wir haben oft überzeugende Ansichten davon, wie Kunst in irgendeiner Form ausgedrückt werden sollte. Wir denken, dass wir nicht schlau genug, originell genug oder genug herumgekommen sind.

Journaling kann wunderbar sein

Gedanken haben die Tendenz, sich in unseren Köpfen herumzutreiben. Es scheint oft, dass der Geist, wenn er mit unbeachteten Gedanken übersät ist, wenig Raum hat, um mit neuen Ideen und kreativen Möglichkeiten zu spielen. Wenn du jedoch deine Gedanken niederschreibst, geschieht etwas Transzendentales. Der Akt des Niederschreibens scheint ihre Existenz anzuerkennen und erlaubt es dir weiterzumachen. Das schafft mehr Raum für neue Gedanken und neue Ideen. Diese niedergeschriebenen Gedanken werden außerhalb von dir selbst zu ‚etwas'. Man kann diese Gedanken außerhalb von sich selbst betrachten, sie prüfen und/oder die Seite umblättern.

Nimm dir am Anfang des Tages Zeit, um ein paar Minuten dazusitzen und dir deiner Gedanken bewusstzuwerden. Schenk ihnen im Tagesverlauf Beachtung. Du wirst vielleicht bald merken, wie viele Gedanken sich wiederholen. Indem du sie niederschreibst, während sie durch deinen Geist irren, wirst du sie verlangsamen. Wenn diese Gedanken anerkannt und ins Regal gestellt werden, entsteht Raum für die neuen Gedanken. Wenn du dies ausführen kannst, wirst du etwas über dich selbst erfahren.

Regelmäßiges Journaling hilft dabei, deinen Geist zu reinigen, ihn frisch und klar zu halten und dich für konstruktive und kreative Gedanken zu öffnen. Es liefert auch eine Dokumentation von früheren Ideen und Sorgen und kann dich auf den Wert von Sprache und Worten aufmerksam machen.

Journaling-Impulse

Dein Journal ist persönlich, privat und vertraulich. Vielleicht ist es dein täglicher Check-in in den Tag? Vielleicht ein Ort zum Abladen des Mülls? Vielleicht wird es Erinnerungen oder Gründe für Dankbarkeit festhalten? Vielleicht Skizzen? Und/oder ist ein Arbeitsbuch für Poesie?

Bewerte deine Notizen und Zeichnungen nicht. Tu, was sich in dem Moment für dich richtig anfühlt. Vertraue darauf, dass du weißt, was du brauchst, und folge deinen eigenen Impulsen. Genieße deinen Weg zur Entdeckung.

Nachstehend sind 26 Impulse, die dir beim Einstieg ins Journaling helfen können.

1. Wie fühle ich mich heute?

2. Habe ich mich in irgendeiner Weise getröstet?

3. Habe ich mich in irgendeiner Weise bestraft?

4. Wie haben mich heute andere Menschen behandelt, was habe ich getan und wie habe ich darauf reagiert? War ich mehr besorgt darüber, anderen zu gefallen, als meinen eigenen Bedürfnissen nachzugehen? Hat irgendjemand etwas gesagt, was mir in Erinnerung geblieben ist oder das für mich eine besondere Bedeutung oder Wichtigkeit zu haben schien?

5. Habe ich etwas beobachtet oder etwas getan, das mich beeindruckt hat?

6. Wenn ich diesen Tag noch einmal erleben würde, was würde ich ändern und warum?

7. Meine Hoffnungen und Träume sind ...

8. In Zukunft will ich ...

9. Ich mache mir Gedanken über ...

10. Was mich verwirrt, ist ...

11. Ich bin unsicher wegen ...

12. Was ich interessant fand, ist ...

13. Was schwer war, ist ...

14. Ein Ort, an dem ich wachsen werde, ist ...

15. Eine Stärke für mich ist ...

16. Etwas, was ich bemerke, ist ...

17. Ich bin überrascht über ...

18. Ich lernte ...

19. Ich mache mir Sorgen, dass ...

20. Das ist anders, weil ...

21. Ich fühle mich verbunden ...

22. Das hat mich zum Nachdenken gebracht ...

23. Ich könnte mir vorstellen ...

24. Ich habe herausgefunden ...

25. Ich kann das beziehen auf ...

26. Wann merke ich, dass meine Körperenergie steigt? Und wann merke ich, dass meine Körperenergie sinkt?

Probiere es jetzt aus. Beachte, wie sich dein Körper und deine Stimmung verändern. (Siehe Kreative Übungen, Nummer 15, Seitepage 142, ‚Journaling'.)

17. Dokumentiere deine Dankbarkeit

**„Es ist nicht das Glück, das uns dankbar macht,
sondern es ist die Dankbarkeit,
die uns glücklich macht."**

– Bruder David Steindl-Rast

Dankbarkeit zu üben ist eine der schnellsten Möglichkeiten, um deine Denkweise zu ändern.

Das Schlüsselwort ist ‚üben'. Seit mehr als acht Jahren praktiziere ich Dankbarkeit morgens und abends täglich bei meinem Journaling. Meine Einstellung und mein Geist haben sich verändert und ich beschloss, jeden Tag mit einem freudigen Herzen zu leben und zu beginnen. Es ist auch eine Herausforderung. An manchen Tagen mag ich nicht dankbar sein. Aber nachdem ich meine Übung gemacht habe, fühle ich mich gut.

Für mich begann diese Übung mit einer Frage: Wie könnte ich den ‚Glücksbesitz' in meinem Gehirn größer machen als den ‚Traumabesitz'?

Vor ein paar Jahren habe ich nach dem Aufwachen und vor dem Schlafengehen mental Dinge aufgelistet, für die ich dankbar war, obwohl ich oft abgelenkt war und nicht weit gekommen bin, aber sonst hätte ich es vergessen. Ein kluger Coach bat mich, ihm positive Geschichten und Erfahrungen zu erzählen. Er schlug vor, diese Geschichten immer wieder in meinem Kopf zu wiederholen und sie mit anderen zu teilen. Ich könnte auch ‚Requisiten' einsetzen, um mich an diese wundervollen Zeiten zu erinnern. Ich fragte mich, wie ich diesen Impuls benutzen könnte, um die Dankbarkeit tiefer und größer zu fühlen.

Ich hatte gehört, dass tibetanische Mönche eine leere Schale zu ihrer Morgenmeditation mitbringen, wobei sie darauf vertrauen, dass die Schale am Ende des Tages mit den Dingen gefüllt sein wird, die sie zum Leben benötigen. Egal, wie der Tag ist, etwas wird immer in die Schale gegeben. Ich stellte eine leere Schale in mein Schlafzimmer und sie ist immer noch eines der ersten Dinge, die ich sehe, wenn ich meine Augen öffne. Diese Übung trägt dazu bei, die glücklichen Erinnerungen in meinem Gehirn zu vergrößern.

Ich fing an, gelegentlich Freude zu empfinden, obwohl ich mich im Allgemeinen immer noch etwas schlaff fühlte. Obwohl ich wusste, wie viel Glück ich hatte (und habe), verbarg sich diese sprudelnde Freude immer noch vor mir.

Um die Liste der Dinge zu erweitern, für die ich dankbar bin, begann ich, ein kleines Dankbarkeitstagebuch zu schreiben. Es war ein sehr kleines Tagebuch. Meine Vorstellung war, dass ich es eher benutzen würde, wenn es klein ist, weil ich mich dann weniger anstrengen muss.

Jeden Morgen nach dem Aufwachen füllte ich eine winzige Seite mit Dingen, für die ich dankbar war. Zusätzlich zu Morgen hat sich diese Gewohnheit auf die Schlafenszeit erweitert.

Nach etwa einem Jahr fragte ich mich, wie ich meine positive Erfahrung von Dankbarkeit und Freude auf den ganzen Tag ausweiten konnte. Ich bin zu größeren Tagebüchern übergegangen! Ich begann, eine Pause zu machen, während der ich meine Dankbarkeitsliste schrieb, und ließ die Erfahrung von dem, was ich schrieb, noch ein paar Augenblicke länger wirken. Ich fing auch an, kleine Herzen und Ausrufezeichen auf die Seiten zu kritzeln. Ich habe inspirierende Sprüche in mein Tagebuch eingefügt. Ich kann mittlerweile auf geschriebene Seiten zurückblicken und über Ereignisse oder aufgeführte Punkte lächeln und mich daran erinnern, dass sie geschehen sind.

Ich bemerkte, dass ein Gefühl tiefer Liebe und Dankbarkeit meinen ganzen Körper durchdrang. Zuerst hat es mich überrascht. Ein freudiges, aufgeregtes Gefühl tanzte in meinem Körper. Dann wurde mir klar, dass ich meine innere Freude endlich zu einem Punkt des inneren Tanzens und der Ekstase ausdehnte.

Probiere das Dankbarkeitstagebuch für dich selbst aus. Siehe Kreatives Üben, Nummer 16 (Seite page 142).

18. Beunruhigende Aufgabe

Wir sind mehr als unser Gehirn. Unsere Gehirne funktionieren auf der Erinnerung des Gedächtnisses und der Erfahrung.

Unsere Gehirne sind oft mit zufälligen Gedanken zugemüllt. Sei dir des sich wiederholenden, negativen und unnachgiebigen Gedankengeplappers bewusst.

Einige negative Gedanken schließen Alles-oder-Nichts-Denken, Schwarz-Weiß-Denken, voreilige Schlüsse oder voreilige Annahmen ein. Manchmal können vergangene Probleme, wie Situationen, die persönlich genommen wurden, und Schuldzuweisungen an sich selbst oder andere, positive Überlegungen verdrängen. Negative Gedanken können uns dazu bringen, die Rollen und Verantwortlichkeiten anderer zu übersehen oder uns dazu bringen, nicht das ganze Bild zu berücksichtigen.

Übernimm die Verantwortung für deine Gedanken. Sei dir der unnachgiebigen Gedanken bewusst und bearbeite sie entsprechend. Es braucht Übung, um dies zu tun, also sei geduldig mit dir. Beobachte, wann dein innerer Kritiker dich angreift. Scheint es am häufigsten zu sein, wenn du müde bist? Hungrig? Sind die Gedanken eine Gewohnheit? Kommen sie in der Gesellschaft bestimmter Leute vor? Was sind die Auslöser? Häufig gruppieren sich solche Gedanken um dich, wenn du die positiven Elemente in deinem Leben ausgeschlossen hast, indem du dich auf das Verlorene konzentrierst, statt auf das, was verfügbar ist.

Versuche, jede Situation anders zu betrachten. Formuliere dein Denken um. Mit etwas Übung wirst du schnell Gedanken in deinem Geist identifizieren, die dir nicht dienen und die du schnell löschen kannst. Sei unbesorgt, wenn einige dieser Gedankenmuster und ‚Gedankenbänder' eingebettet sind und deinen Versuchen, sie zu vertreiben, widerstehen. Allmählich wirst du durch dein Bewusstsein für deine Negativität in der Lage sein, selbstzerstörerische Gedankengänge zu identifizieren und sie in ein Regal zu stellen oder zu löschen.

Sich der negative Gedanken bewusst zu werden, ermöglicht es dir, diese entsprechend zu verarbeiten.

Plane deine Drama- und Sorgenzeit

Vor langer Zeit hat eine gute Freundin von mir, Bess Jones, angeregt, dass negative, unproduktive Probleme etwas Aufmerksamkeit verdienen. Sie schlug vor, ihnen täglich zehn bis zwanzig Minuten zuzuteilen, um sich in den Tiefen der Sorgen und des Dramas zu suhlen, anstatt sich den ganzen Tag lang Sorgen zu machen.

Als ich zum ersten Male nur für eine bestimmte Zeit versuchte, diesen ‚Tief'-Gefühlen nachzugeben, benutzte ich einen Timer. Allerdings benötigte ich selten die volle Zeit. Ich habe gelernt, dass es das Gehirn langweilt, wenn man sich erlaubt, sich bewusst auf diese Gefühle zu konzentrieren, anstatt sie zu bekämpfen.

Versuche, Gedanken auf positive Weise neu zu schreiben. Zum Beispiel: Ersetze „Ich verschwende immer Zeit" mit „Ich kann am besten Zeit mit ... verbringen". Wenn die Zeit, die in Sorge oder Verzweiflung investiert wird, angemessen ist, kann das Gehirn weitermachen und genießen, was der Rest des Tages zu bieten hat.

Sorge kann sehr hilfreich sein, wenn es darum geht, ein Problem von verschiedenen Seiten zu betrachten und eine Lösung zu entwickeln. Allerdings ist sie nicht hilfreich, wenn deine Gedanken sich im Kreis drehen und du nicht aufhören kannst, dich zu sorgen. Es wird zu einer Aktivität, die viel Energie verbraucht.

In diesen Fällen kann eine ‚Grübelübung' hilfreich sein. Diese Aufgabe ist dazu da, aus Sorgen wieder etwas Produktives zu machen. Wirkliche Sorge kann eine wichtige Rolle spielen, wenn es darum geht, Probleme und Lösungen zu erkennen.

Grübelübung

Es ist am besten, wenn du für diese Übung eine halbe Stunde pro Tag aufwendest, in der du dir absichtlich Sorgen machst. Finde einen ruhigen Ort, an dem du ungestört schreiben kannst. Nimm einen Stift und Papier und schreibe alles auf, was dir einfällt. Schreibe all deine immer und immer wieder Sorgen nieder, bis die festgelegte Zeit um ist. Versuche, wenn möglich, jeden Tag zur gleichen Zeit zu schreiben.

Du wirst bemerken, dass es dir durch die bewusste und konzentrierte Anstrengung bei den ‚Grübelübungen' fast unmöglich wird, weiter in Kreisen zu denken. Dies wird durch das Aufschreiben verstärkt. Normalerweise notiert niemand die gleichen Gedanken zwölf Mal. Das zwingt die Gedanken, in verschiedene Richtungen zu gehen.

Darüber hinaus ermutigen Gedanken, die niedergeschrieben werden, dazu, die Probleme zu konkretisieren.

Du wirst feststellen, dass diese Übung das ursprüngliche Ziel der Sorgen umspeichert, was bedeutet, dass es außerhalb der ‚Grübelsitzungen' leichter wird, fruchtlose Sorgen loszulassen. Wenn sich dein Gehirn nach dem Ende der ‚Grübelübung' wieder Sorgen macht, halte inne und lass ein Gehirn wissen, dass es sich darüber erst in der nächsten zugewiesenen Zeit wieder Sorgen machen kann. Und dann denke über etwas anderes nach. Klientinnen und Klienten berichteten mir, dass sich ihre Gedanken änderten und sie entweder ihre Probleme gelöst haben oder sich seltener Sorgen machten.

19. Wie man neue Gewohnheiten einführt

Während ich mich persönlich und beruflich weiterentwickelt habe, hörte ich, dass das Etablieren einer neuen Gewohnheit unterschiedlich viel Zeit erfordert: 21 Tage, 33 Tage, einen Monat und so weiter. Ich war selten erfolgreich, wenn ich diese Zeitfenster benutzte. In seine Buch ‚Mars und Venus neu verliebt' führt John Gray aus, dass das Gehirn mindestens zweihundert Mal ein Konzept hören muss, um es zu akzeptieren; einhundertfünfzig Mal, wenn du ein Genie bist.

Das faszinierte mich und führte mich dazu, mehr über neue Gewohnheiten zu forschen.

Phillippa Lally forscht auf dem Gebiet der Gesundheitspsychologie am University College in London. In einer Studie, die im ‚European Journal of Social

Psychology'[5] (‚Europäische Zeitschrift für Sozialpsychologie') veröffentlicht wurde, beschlossen Lally und ihr Forschungsteam herauszufinden, wie lange es dauert, eine Gewohnheit zu etablieren.

Die Studie untersuchte die Gewohnheiten von sechsundneunzig Personen über einen Zeitraum von zwölf Wochen. Jede Person wählte eine neue Gewohnheit für diese zwölf Wochen aus und berichtete jeden Tag darüber, ob sie das neue Verhalten ausführte und wie automatisiert es sich anfühlte.

Einige Teilnehmende wählten einfache Gewohnheiten, wie eine Flasche Wasser zum Mittagessen zu trinken. Andere wählten schwierigere Aufgaben wie das Joggen für fünfzehn Minuten vor dem Abendessen. Am Ende der zwölf Wochen analysierten die Forscher die Daten, um zu bestimmen, wie lange es gedauert hatte, bis eine Person zum automatischen Ausführen eines neu etablierten Verhaltens überging.

Die Antwort? Im Durchschnitt dauert es mehr als zwei Monate, oder genauer, sechsundsechzig Tage, bis ein neues Verhalten zur Gewohnheit wird. Wie lange es dauert, eine neue Gewohnheit anzunehmen, kann je nach Art der neuen Verhaltensweise, der Person und den Umständen sehr unterschiedlich sein. In Lallys Studie dauerte es von achtzehn Tagen bis zu 254 Tagen, bis die Teilnehmenden eine neue Gewohnheit etabliert hatten.

Mit anderen Worten, wenn du deine Erwartungen angemessen festlegen möchtest, ist die Wahrheit, dass es du wahrscheinlich irgendetwas zwischen zwei und acht Monaten brauchen wirst, um eine neue Gewohnheit in dein Leben zu integrieren nicht einundzwanzig Tage.

Interessanterweise fanden die Forscher auch heraus, dass das Fehlen einer Gelegenheit, das Verhalten durchzuführen, den Prozess der Gewohnheitsbildung nicht wesentlich beeinflusst hat. Mit anderen Worten, es spielt keine Rolle, ob du es hin und wieder vermasselst. Bessere Gewohnheiten zu erschaffen ist kein Alles-oder-Nichts-Prozess.

Diese Studie ist ermutigend.

Wenn du dieses Buch durcharbeitest, wirst du auf einige brillante Mitwirkende stoßen. Diese Autorinnen und Autoren sind Schriftsteller, Moderatoren, Lehrkräfte und Schulungsleiter. Sie sind begeistert von ihren Themen und leben sie. Da dies das ist, was sie in ihrem Leben tun, habe ich sie eingeladen, ihre Passionen mit dir zu teilen. Falls ein Kapitel dich besonders anspricht, findest du am Ende des Buches die Biografie und die Kontaktinformationen der Person.

---

5   Phillippa Lally, Cornelia HM van Jaarsveld, Henry WW Potts,
    Jane Wardle, How are habits formed: Modelling habit formation in the real world,
    European Journal of Social Psychology, 16. Juli 2009; http://onlinelibrary.wiley.com/
    doi/10.1002/ejsp.674/abstract.

Finanzielle Angst

von Ryan Brown

Als alleinerziehende Mutter kämpfte ich mit der Armut, obwohl ich das Etikett ,Armut' nicht ganz verstanden habe. Ich habe mich immer glücklich gefühlt und fühle mich immer noch glücklich. Ich habe gelernt, einen Dollar zu maximieren, damit es sich so anfühlt, als wären es zehn Dollar. In meinen frühen Zwanzigern traf ich einen hervorragenden Bankmanager, der mir Marketing, Budgetierung, Planung und Recherche beibrachte. Er öffnete meinen Blick für die Möglichkeiten und machte deutlich, dass ich die Kundin war und er unsere Geschäftsbeziehung schätzte. Kel war kein typischer Bankmanager oder Kreditgeber. Seinetwegen habe ich mir finanzielle Ziele gesetzt und recherchiert, wie ich diese erreichen kann. Ryan Brown erinnert mich an Kel. Ryan ist leidenschaftlich darin, Menschen finanziell zu stärken, er sieht einfache Wege dies zu tun und glaubt, dass wir es schaffen können.

Sich um unsere Finanzen zu sorgen, kann unsere Gesundheit untergraben, unsere Beziehungen bedrohen und uns dazu bringen, unser Selbstwertgefühl in Frage zu stellen. Diese Sorge kann sich aus sich selbst nähren und uns bis zu dem Punkt demoralisieren, an dem wir keinen Ausweg mehr sehen. Sie untergräbt die eigentliche Grundlage unseres ,Maslow', einer universellen Hierarchie persönlicher Bedürfnisse. Die Befriedigung dieser Bedürfnisse ermöglicht es uns, das Leben in vollem Umfang zu leben und das Bestmögliche aus uns zu machen.[6]

Ich kenne das aus meiner eigenen Erfahrung vor vielen Jahren und aus meiner privaten Therapiepraxis, wo finanzielle Ängste ein ständiges Diskussionsthema für meine Klientinnen und Klienten sind.

Den Menschen zu helfen, ihre finanziellen Ängste zu bewältigen, hat ebenfalls Priorität für Ryan, der dem Problem aus einer anderen Perspektive begegnet. Ryan ist ein Entschuldungsspezialist mit einem kanadischen Unternehmen namens ,4 Pillars Consulting Group', und hat es zu seiner Lebensaufgabe gemacht, Menschen zu helfen, aus den Schulden herauszukommen, die ihnen so quälende Angstzustände verursachen.

In einem umfassenden Gespräch teilte Ryan seine Sicht der finanziellen Ängste mit mir und gab einen wichtigen Ratschlag, wie man seine finanzielle Situation wieder in den Griff bekommt. Nachstehend gebe ich einige der Highlights aus dem Gespräch wieder. Elke

---

6 Im Glossar findest du eine Definition der Maslow-Bedarfshierarchie.

Ryan, warum machst du diese Arbeit?

Es begann, als ich für Unternehmen tätig war, um ihnen zu helfen, den Cashflow zu verbessern und zu wachsen. Während dieser Zeit habe ich gelernt, wie sich Zinssatzänderungen und die Übernahme von Schulden zum Betrieb eines Unternehmens sehr schnell auf das Unternehmen auswirken können.

Je mehr ich involviert war, desto mehr merkte ich, dass es nicht um die Zahlen auf dem Papier ging, sondern um die Wirkung, die Schulden auf die Menschen haben konnten. Wenn jemand bis über beide Ohren verschuldet ist, schläft er mit den Schulden ein, geht damit zur Arbeit ... Schulden können uns daran hindern, die Dinge zu tun, die wir genießen, oder die Dinge zu genießen, die wir tun. In vielen Fällen hält es uns davon ab, als Person zu wachsen und unsere berufliche Karriere voranzutreiben.

Ich habe auch gesehen, welche Wirkung ein Schuldenerlass haben kann. Ich habe mit einem Paar gearbeitet, das bei seinem ersten Termin auf entgegengesetzten Seiten saß. Nach ein paar Treffen saßen sie plötzlich zusammen. Ihre ganze Haltung änderte sich. Ich habe auch Menschen getroffen, die sich bei der Arbeit besser verhielten, Lohnerhöhungen und Beförderungen bekamen, sobald ihre finanzielle Last aufgehoben wurde, weil sie nicht länger von ihrer Schuldensituation abgelenkt waren.

Ich erinnere mich, dass du mir von einer Klientin erzählt hast, die du von einem Termin zum nächsten nicht mehr wiedererkannt hast.

Eine Frau kam herein und ich fragte: „Hallo, wie geht's? Womit kann ich dir helfen?" Sie sagte: „Nun, ich bin wegen unseres Termins hier, Ryan."

Dies war erst unser zweiter Termin, und sie sah um viele Jahre jünger aus. Wie eine komplett andere Person. Sie hatte erkannt, dass es für ihre finanziellen Probleme überschaubare Lösungen gab, und die Erleichterung zeigte sich in ihrem Gesicht und ihrer Körperhaltung.

Wie viele Schulden haben wir alle gemeinsam?

Wir Kanadier sind zusammen mit rund zwei Billionen Dollar verschuldet. Das schließt Hypotheken ein, aber eine Hypothek ist eine der teuersten Verbindlichkeiten, die man eingehen kann. Ich habe viele Klientinnen und Klienten getroffen, die eine Hypothek auf ein Haus haben, das an Wert verloren hat, was an sich ein Risiko ist, abgesehen davon, die Schuldenlast zu haben.

Von 1980 bis 2005 stieg das jährliche Einkommen der Kanadier bei einem konstanten Dollarkurs um lediglich fünfzig Dollar pro Jahr.[7] Dagegen stieg der durchschnittliche Hauspreis im gleichen Zeitraum deutlich über die

---

7   ‚Average Incomes of Families and Unattached Individuals, Canada, 1951-1995',
    Canadian Council on Social Development, www.ccsd.ca/factsheets/fs_avgin.html.

durchschnittliche Inflationsrate hinaus um etwa 400 %.[8] In dieser Situation nimmt die Tilgung einer Hypothek einen größeren Prozentsatz des Einkommens einer Person in Anspruch, es sei denn, wir verlängern die Laufzeiten auf 25, 30, 35 Jahre, was genau das ist, was viele Menschen getan haben. Infolgedessen zahlen diese Menschen heutzutage in der Regel viel mehr Zinsen, weil die Laufzeit der Hypothek so lang ist. Der einzige Weg, dass Hauspreise so steigen können, ist, es erschwinglich zu machen, ein Haus zu kaufen, obwohl die Preise steigen. Um es noch mal zu sagen, das geht ohne Anzahlung und mit einer 30-jährigen Tilgung.

Wenn wir das zusammenfassen, wissen wir nun, dass ein großer Anteil der Schulden, den die Kanadier haben, Hypothekenschulden sind, und das könnte uns ein besseres Gefühl geben. Aber die Tatsache bleibt, zwei Billionen Dollar Schulden sind zwei Billionen Dollar Schulden, und die Zinsen fressen die Gewinne auf.

Hier sind ein paar Statistiken. Von 1977 bis 2011 wuchs die Bevölkerung um 35 %.[9] Gleichzeitig wuchs die Zahl der im Umlauf befindlichen Visa®- und MasterCard®-Kreditkarten um fast 900 % von 8,2 Millionen auf 74,5 Millionen. Die Ausgaben für diese Karten stiegen um 8.100 % von 4,04 Milliarden USD auf 331,81 Milliarden USD.[10]

Wir haben eine Schuldenkultur. Es ist ‚normal' geworden, dass die Leute Schulden haben. Es besteht auch die Überzeugung, dass wir Zugang zu Krediten haben müssen, falls etwas passiert. Manchmal bezahlen wir nicht einmal mehr für unsere eigenen Herausforderungen im Leben, wir finanzieren sie möglicherweise.

Wir sehen viele Senioren, die ihre Schulden mit in den Ruhestand nehmen. Überall, wo wir hingehen, werden wir dazu aufgefordert, Dinge zu konsumieren. Was ist aus den Zeiten geworden, in denen man zufrieden war und den Moment genossen hat? Verschwunden.

Wir leben auf dem traurigsten und am meisten deprimierten Kontinent auf dem Planeten. Materell haben wir das Meiste, aber uns wird ständig gesagt, dass wir nicht genug haben.

Das muss allerdings nicht so sein. Es gibt einfache Dinge, die wir tun können, um unsere Schulden und unsere finanziellen Sorgen zu managen. Es geht nicht unbedingt darum, rauszugehen und mehr Geld zu verdienen.

Wie viel davon ist auf mangelndes finanzielles Bewusstsein zurückzuführen?

---

8 'A Look At Canada's Housing Performance Over Time,' Huffington Post, www.huffingtonpost.ca/ypnexthome/canadas-housing-performance_b_9266608.html.

9 Bevölkerungsstatistiken aus den Daten des Statistischen Bundesamtes Kanada.

10 Kreditkartenstatistik (Stand Oktober 2015), Canadian Bankers Association, www.cba.ca/credit-card-statistics.

Wir hören viel über Finanzkompetenz und IQ. Ehrlich gesagt, ist finanzielle Kompetenz keine Raketenwissenschaft. Manchmal liegt es daran, dass die Menschen nicht zufrieden zu stellen sind. Überall, wo wir hingehen, werden wir ermutigt, Geld auszugeben. Warum glaubt jeder, dass er ein Haus besitzen müsse? Für die meisten von uns bedeutet ein Haus, eine Hypothek zu haben. Meine Eltern hatten kein Haus, bis ich in der dritten Klasse war. Jetzt sehe ich, wie Neuvermählte 3.000 bis 4.000 Quadratfuß (entspricht ca. 272 bis 372 qm) große Häuser kaufen. Wir alle werden ermutigt, zu viel kaufen. So geraten wir in Schwierigkeiten.

Aber es geht nicht immer um Ausgabengewohnheiten. Ich habe gesehen, was eine endlose Anzahl von Härtefällen zu sein scheint. Gesundheitliche Herausforderungen, medizinische Kosten, schwächende Verletzungen, Erbschaften, die finanzielle Schwierigkeiten verursachen, nicht einvernehmliche Scheidungen, und die Liste geht endlos weiter. Es geht also nicht immer um Ausgabengewohnheiten. Was ich damit sagen will, ist, dass auf jeden Fall eine frühzeitige richtige Finanzplanung, die richtigen Versicherungen, Sparpläne, Leben auf kleinerem Fuß etc. helfen können, wenn finanzielle Herausforderungen entstehen.

Elf Wege, um deine Schulden zu reduzieren und dich von finanziellen Ängsten zu befreien

Es ist nie einfach, den ersten Schritt zu machen, um die Kontrolle über deine Finanzen zurückzugewinnen, aber die potenziellen Vorteile für die psychische Gesundheit sind immens. In unserem Gespräch bot Ryan eine Reihe von Methoden an, mit denen wir die Kontrolle über unsere finanzielle Gesundheit wiedererlangen können. Was für dich am besten funktioniert, hängt von deinen individuellen Umständen ab.

Wenn du dich von deiner finanziellen Situation überwältigt fühlst, sprich mit einem Experten wie Ryan. Aber zuerst, beginne mit Ryans Beispielvorschlägen wie folgt:

1. Sei ehrlich mit dir selbst. Was ist die Ursache für deine Verschuldung? Viele Menschen, die zu mir kommen, haben sich wegen Gesundheitsproblemen verschuldet, die sie daran hindern zu arbeiten, sie haben ihren Job verloren, sind geschieden ... Manche Menschen haben mit mehreren Faktoren zu kämpfen. Sind die Schulden das Hauptproblem oder ein Symptom eines zugrundeliegenden Problems? Wenn du die Herausforderungen nicht erkennst, kannst du keine Lösungen identifizieren.

2. Weißt du, wofür du dein Geld ausgibst? Manche Menschen wollen es nicht wissen, weil sie Angst vor dem haben, was sie sehen werden, aber wenn wir nicht den Überblick behalten, werden sie es nie erfahren. Es steht alles auf deinen Kontoauszügen. Sobald du weißt, wohin dein Geld geht, kannst du den Fluss steuern. Ich weiß das aus eigener Erfahrung. An einem Punkt in meinem Leben fuhr ich 1.000 Kilometer pro Woche, um potenzielle Kunden zu treffen.

Ich kam eines Nachts nach Hause und meine Frau fragte mich, ob ich wüsste, wie viel Geld ich den ganzen Vormonat für diese Fahrten ausgegeben habe. Ich hatte keine Ahnung, also habe ich es herausgefunden: 900 Dollar. Dann habe ich mich gefragt, was mir die 900 Dollar gebracht hatten. Nichts als ein Rücksitz mit leeren Kaffeebechern. Denk daran, deine Ausgaben steigen mit höherem Einkommen. Für viele von uns gilt, obwohl wir mehr Geld verdienen, haben wir nicht immer mehr Geld zum Leben.

3. Habe keine Angst vor dem Umgang mit Schulden. Lass dich nicht von deiner Angst daran hindern, diesen ersten wichtigen Schritt zu tun. Ich habe es viel zu oft gesehen, das Menschen jahrelang mit Schulden gekämpft haben, bevor sie uns schließlich kontaktiert haben. Das führt zu viel größeren Ängsten, und auch zu Verschwendung von Geld und Zeit. Umgang mit Schulden kann ein reibungsloser, sauberer Prozess sein, und mit den richtigen Mitteln und den richtigen Menschen, die dich unterstützen, findest du Lösungen, die dich für den Rest deines Lebens von finanziellen Sorgen freihalten können, und das ist eine großartige Sache. Aber ich kann nicht genug betonen, wie wichtig es ist, mit jemandem zu arbeiten, der deine Interessen am besten berücksichtigt. Die Arbeit mit jemandem, der deine Gläubiger vertritt, oder mit einem Unternehmen, das die Finanzierung von deinen Gläubigern übernimmt, ist möglicherweise nicht sehr sinnvoll.

    Du solltest eine ortsansässige Person oder Firma finden, die mit dir und für dich arbeiten wird. Eine, die eine lange Erfolgsgeschichte mit ihren Kunden hat. Du willst keinen Antrag auf Insolvenz riskieren, der dich für die nächsten Jahre finanziell vernichtet. Ich habe gesehen, wie Menschen in Verbraucherverträge geraten sind – eine rechtliche Vereinbarung zwischen dem Schuldner und den Gläubigern, einen Teil der Schulden zurückzahlen –, was sie sich nicht leisten konnten, und jahrelang finanziell kämpften, nur um die Zahlungen zu erbringen. Oder noch schlimmer, die dann nach Jahren doch noch Insolvenz anmelden mussten, weil sie die Vereinbarungen nicht erfüllen konnten. Der gesamte Prozess kann zehn Jahre dauern, bevor die Kreditstelle eingetragene Schulden löscht. Wenn du mich fragst, hört sich das nicht nach Erleichterung an. Keiner meiner Kunden musste jemals zu mir zurückkommen, um eine Schuldenberatung zu bekommen. Das ist gut so!

4. Verstehe deine Möglichkeiten. Während deine Schulden überwältigend sein können, ist Insolvenz oder ein Verbrauchervertrag nicht unbedingt die passende Alternative. Mit der richtigen Unterstützung kannst du einen realistischen und erreichbaren Entschuldungsplan erstellen. Meiner Meinung nach ist ein Konsumentenvorschlag, der im besten Interesse der Klienten und mit Blick auf zukünftige Ziele gemacht wird, wahrscheinlich der beste Weg, um das Schuldenproblem in Kanada aggressiv zu lösen. Ich sage,

„mit den besten Interessen der Klienten im Kopf", weil die Mehrheit der Firmen da draußen, die behaupten, Menschen zu helfen, ihr Schuldenproblem zu lösen, entweder a) Geld von den Gläubigern nehmen oder b) die Gläubiger vertreten. Die meisten Menschen, die sich um Schuldenhilfe bemühen, wissen nichts von dieser wenig bekannten, aber wichtigen Tatsache.

5. Erstelle einen Cashflow-Verwaltungsplan. Die Leute denken oft, dass dies bedeutet: „Du wirst mir vorschreiben, wie ich mein Geld ausgeben soll" oder „Du wirst mir vorschreiben, was ich tun soll". Was ich ihnen wirklich darstelle, ist, wie sie ihr Geld sparen können. Ich verstehe die Angst, aber wenn man sich zusammensetzt und ein Budget einhält, kann man sich tatsächlich von der Angst befreien. In meinem Fall habe ich nach diesem Gespräch mit meiner Frau einen sehr einfachen Plan erstellt, der die tägliche Verfolgung der Ausgaben umfasst. Jeden Abend verbrachte ich fünf Minuten damit, mein Bankkonto online einzusehen und zu notieren, was ich an diesem Tag ausgegeben hatte. Ich verglich die Daten mit meinen Quittungen. Es wurde schnell eine Gewohnheit. Anstatt Angst zu haben, entwickelte ich ein neues Verständnis dafür, wo mein Geld hinging, und ich war in der Lage, fundierte Entscheidungen darüber zu treffen, wie ich es ausgeben wollte.

6. Verwalte deine Finanzen wie ein Unternehmen. Nimm zum Beispiel deine Stromrechnung. Jeden Januar erhielten meine Frau und ich direkt nach Weihnachten eine Stromkostenrechnung in Höhe von 900-1.000 US Dollar. Früher hat mich das verrückt gemacht. Wenn du selbstständig bist, kannst du in den zwei Wochen um Weihnachten kaum Geld verdienen. Meine Frau und ich haben das Versorgungsunternehmen angerufen, das angeboten hat, unsere Abrechnung umzuschulden. „Sicher", sagten sie, „es wird 300 Dollar im Monat kosten." Damit waren wir nicht zufrieden, denn der Versorger würde so mehr bekommen, als wir schuldeten. „Nun, am Ende des Jahres wird es ein Guthaben für Sie geben", erklärte der Sachbearbeiter. Aber meine Frau und ich waren nicht an einer Überbezahlung interessiert, da wir den Cashflow steuern wollten. Wir haben uns stattdessen entschieden, die Rechnung zu bezahlen. Wir zahlten diese große Januarrechnung, schauten uns die Rechnungen der letzten zwei Jahre an und begannen, jeden Monat 250 Dollar zu zahlen, selbst wenn die Rechnung tatsächlich nur 100 Dollar pro Monat betrug. Wir sahen nie wieder eine Rechnung über 900 Dollar, und es fühlte sich gut an.

7. Bezahle dich zuerst. Dies ist die 10 %-Regel: Jedes Mal, wenn du dein Gehalt bekommst, zahle 10 % auf ein Sparkonto ein, an das du nicht so einfach rankommst. Verknüpfe das Konto nicht mit deiner Debit- oder Kreditkarte und erzähle mir nicht, dass du es dir nicht

leisten kannst. Ich habe genug Kontoauszüge von Klienten gesehen, um zu wissen, dass du es kannst.

8. Senke dein Kreditkartenlimit auf einen angemessenen Betrag. Ein Überziehungskredit ist nur ein Anreiz, mehr auszugeben. Wir leben in einer Konsumkultur. Wenn die Kreditkartenfirma dein Kreditlimit ungefragt erhöht, bittest du sie, das Kreditlimit wieder auf das vorherige Niveau zu bringen.

9. Vermeide alltägliche Versuchungen. Hör auf, alle deine Kredit- und Geldkarten mit dir herumzutragen und lerne (wieder), wie man in einer Bargeldwelt lebt. Als ich ein Kind war, kam mein Vater freitags zum Mittagessen nach Hause und gab meiner Mutter einen Umschlag mit seiner Gehaltsabrechnung. Meine Mutter und ich gingen zur Bank, stellten uns in die Warteschlange bei einem der Bankangestellten an, übergaben ihm den Scheck und ließen den größten Teil davon auf ein Rechnungskonto einzahlen, ein wenig auf ein Sparkonto, und den Rest als Bargeld für die Wochenendausgaben auszahlen. Wenn du das Geld nicht in der Hand hattest, hast du es nicht ausgegeben. Das war Anfang der 1980er Jahre. Es gab keine Bankautomaten, kein Online-Banking und kein Telefonbanking. Wenn du das Geld nicht in deiner Jeans hattest, hast du es nicht ausgegeben.

10. Frag die Leute, bei denen du regelmäßig einkaufst, ob sie irgendwelche Angebote haben, bei denen du Geld sparen kannst. Sie haben möglicherweise spezielle Angebote oder Aktionen, von denen du nicht weißt. Elke hat mir ein Beispiel gegeben. Als ihre monatliche Versandrechnung deutlich anstieg, verbrachte sie einige Zeit damit, die Rechnungen durchzusehen. Sie erkannte, dass sie, wenn sie nur alle zwei Monate anstatt wie bisher monatlich verschickte, sie die gleiche Gebühr nur einmal und nicht zweimal bezahlen würde. Kleine, stetige Einsparungen wie diese summieren sich. Stell dir die Einsparungen über fünf oder zehn Jahre vor.

11. Sei vorsichtig bei einfachen Lösungen. Es gibt viele raffgierige Kreditgeber da draußen. Nach meiner Einschätzung gelten in Kanada Zinssätze von mehr als 60 % als kriminelle Zinssätze. Jedoch habe ich in meinem Büro Darlehen gesehen, die mit 127 % verzinst waren, nachdem Gebühren und andere Ausgaben, die zum Kaufpreis addiert wurden, berücksichtigt wurden. Also, nur weil du ein Finanzprodukt von einem qualifizierten lizenzierten Finanzinstitut kaufst, heißt das nicht, dass du nicht lesen und verstehen solltest, was du unterschreibst. Bevor du irgendwelche Entscheidungen triffst, gehe noch mal nach Hause und berechne die Kosten vollständig. Halte Emotionen fern von Kaufentscheidungen. Einmal hatte ich Klienten, die einen Fahrzeugkauf finanziert hatten. Als wir

ihre finanzielle Situation überprüften, stieß ich auf die Finanzier-
ungsvereinbarung für das Fahrzeug. Ich sagte den Klienten, dass sie
37.000 Dollar für das Fahrzeug schuldeten, das sie fuhren. Sie wid-
ersprachen dem und bestanden darauf, dass sie nur 20.000 Dollar
schuldeten. Als ich ihnen eine der letzten Seiten der Finanzierungsv-
ereinbarung zeigte, waren sie schockiert. Nach einer mehrjährigen
Laufzeit, in der sie für ihr Auto bezahlt haben, würden sie immer
noch eine Schlussrate von weiteren 17.000 Dollar schulden. Ich
würde nicht sagen, dass dieser Kreditgeber in irgendeiner Weise
gierig war. Was ich sagen würde, ist, dass die Papiere sehr schnell
ohne ausreichende Überprüfung unterzeichnet wurden, da die Klienten einfach zu aufgeregt waren, als sie ihr brandneues Fahrzeug
bekamen.

Verschuldungsgefahr – erkenne die Warnzeichen und suche nach Lösungen

von Julie Bissonette

Ich traf Julie, als sie bei einem lokalen Networking-Meeting sprach. Ihr Vortrag war ermutigend und sie hatte viel zu bieten.

Elke

Wenn deine Schuldenlast schwerer ist als von dir gewollt, bist du nicht allein. Nach Angaben der kanadischen Bundesbehörde für Statistik hat das Schulden-Einkommen-Verhältnis Rekordhöhen von über 150 % erreicht, was bedeutet, dass die Kanadier 1,50 Dollar für jeden verfügbaren Dollar an Einkommen schulden.

Hier sind ein paar Strategien, um dir zu helfen, deine Schulden zu managen und die Angst zu mindern, die Schulden auslösen können.

✦ Übernimm Verantwortung für deine Kreditkarten. Ein hohes Kreditkartenlimit kann ein Vorteil sein – oder eine Falle, wenn es dich dazu bringt, mehr zu kaufen, als du dir leisten kannst. Mehr Geld auszugeben, als du jeden Monat abbezahlen kannst und die dazukommenden Zinsen, oft mit einem Zinssatz von mehr als 20 %, erhöhen den negativen Kontostand. Die Lösung: Lebe nicht über deine Verhältnisse und gleiche jeden Monat deine Kreditkartenbilanz aus. So wirst du Schulden vermeiden und das Bonusprogramm deiner Karte(n) voll ausschöpfen.

✦ Überprüfe deine Kaufverhalten. Der riesige Fernseher sieht zwar gut aus, aber brauchst du ihn wirklich? Die Lösung: Denk vor dem Kauf nach, mache keine Impulskäufe. Wäge deine Optionen ab und triff umsichtige Kaufentscheidungen. Du vermeidest steigende Schulden und eine anhaltende Kaufreue beim Betrachten des Impulskaufs.

✦ Schütze deine Kreditwürdigkeit. Stell sicher, dass die Informationen in deiner Kreditauskunft korrekt sind, indem du sie mindestens einmal im Jahr überprüfst und Ungenauigkeiten meldest. Hinweis: Wenn du in Deutschland lebst, wendest du

dich an die Schutzgemeinschaft für allgemeine Kreditsicherung
SCHUFA (www.schufa.de), in der Schweiz an die Zentralstelle für
Kreditinformation ZEK (www.zek.ch) und in Österreich an den
Kreditschutzverband von 1870 KSV1870 (www.ksv.at).
Stell sicher, dass du Rechnungen rechtzeitig bezahlst und vermeide
verspätete Zahlungen.

✦   Übernimm das Kommando über dein Leben. Richte eine realis-
    tische Sparstrategie für deine wichtigsten Lebensziele ein. Die
    Lösung: Reduzierung der ‚schlechten' Schulden (Kreditkarten).
    Informiere dich über eine Schuldenkonsolidierung und einen
    monatlichen Schuldenabbauplan. Sobald du aktiv daran arbeitest,
    deine Schulden zu reduzieren, kannst du dich auf Sparstrategien
    konzentrieren, die dir helfen, deine Ziele zu erreichen. Die Tendenz
    zum Sparen ist in den letzten fünfzig Jahren zurückgegangen,
    daher ist es wichtig, dich von deinem Gehalt zuerst zu bezahlen.
    Setze einen Sparplan in dein Budget ein und mach dir klar,
    dass der Sparplan eine genauso wichtige Zahlung ist wie die
    Handyrechnung oder die Stromrechnung. Es ist die einzige Zahlung
    in deinem Budget, die an dich und deine Zukunft geht. Jede andere
    Rechnung, die du bezahlst, geht an jemand anderen und dessen
    Zukunft.

✦   Liebe, was du hast. Das nächste Mal, wenn du über den Zaun auf
    das scheinbar grünere Gras deines Nachbarn schaust, erinnere
    dich daran, dass Besitz nicht gleichbedeutend mit Glück ist.
    Vergiss nicht, deine Wünsche zu priorisieren und Geld für Dinge
    auszugeben, die dir den meisten Nutzen bringen. Tätige deine
    Einkäufe überlegt und bewusst und erkenne, welche Faktoren
    deine Kaufentscheidungen beeinflussen. Schließlich, vergiss nicht
    die vielen Dinge, für die du dankbar sein kannst und dass ‚der
    Vergleich der Dieb der Freude ist'.

Abhängig von deiner individuellen Situation gibt es andere Strategien zur
Reduzierung von Schulden und zum Geldsparen, die dazu beitragen können, deinen Stress und deine Ängste zu mindern und dich schuldenfrei zu
machen. Bring dich wieder zurück auf die Spur der finanziellen Sicherheit.
Ein gut durchdachter Plan für deine finanzielle Zukunft ist ein wesentlicher
Bestandteil des Lebens, den du und deine Familie euch wünscht. Mit zunehm-
ender Anzahl von Anlageoptionen steigt auch das Informationsvolumen
über Finanzangelegenheiten. Angesichts dieser Informationsüberflutung war
Beratung nie wichtiger.

Ein Finanzberater kann sowohl die Perspektive eines Drittanbieters als
auch die Finanzplanungsexpertise zur Verfügung stellen, um einen Plan zu
entwickeln, der für dich funktioniert. Erleichtere deine Schuldenlast, spare
mehr, plane für eine finanziell sichere Zukunft ein professioneller Berater
kann dir dabei helfen.

Verborgene Spiritualität entdecken – Halt finden

von Yvonne Heath

In meiner Praxis helfe ich Menschen, sich von Trauer, Verlusten und Traumata zu erholen. Wenn Menschen/Eltern und Familien keinen spirituellen Zugang haben, empfinden sie üblicherweise mehr Ängste. Dies wird besonders deutlich, wenn es innerhalb der Familie einen Todesfall gibt. Diese Angst überträgt sich von den Eltern direkt auf die Kinder, die oft ihre Angst ausleben.

Yvonne und ich haben uns als Ausstellerinnen auf einer Wellness-Messe getroffen und unsere Bücher haben sehr ähnliche Titel. Wir hatten beide die Idee, dass wir uns besser kennenlernen sollten. Yvonne liebt ihr Leben und das zeigt sie auch. Ihr Ziel ist es, Gemeinschaften und Fachleute durch Empathie dazu zu befähigen, das Leben in vollen Zügen zu genießen, zu lernen, Betroffene trauern zu lassen und sie dabei zu unterstützen und ‚das Gespräch' über das Ende des Lebens zu führen, lange bevor Menschen damit konfrontiert werden.

Elke

Spiritualität ist einer der kritischsten und oft am meisten ignorierten Aspekte auf unserem Lebensweg. Ich habe es erst verstanden, als mir bewusstwurde, dass ich immer ängstlicher wurde. Trotz einer 27-jährigen Erfahrung als Krankenpflegerin war ich persönlich oder beruflich nicht gut auf Trauer vorbereitet. Ich hatte unregelmäßige Herzschläge und Schmerzen in der Brust. Ich fing sogar an, gering dosiertes Aspirin mit mir herumzutragen, weil ich dachte, dass ich vielleicht einen Herzanfall bekommen könnte. (Wenn du einen hast, ist gering dosiertes Aspirin das Erste, was du in einer Notaufnahme bekommst.) Ich kam nicht mehr gut im Leben zurecht und brauchte Veränderung.

Wenn wir bereits mit Angst zu tun haben, warum sollten wir über Trauer sprechen? Trauer kommt. Es ist ihr egal, ob wir ängstlich sind. Trauer zeigt keine Gnade.

Einer der wichtigsten Schritte, die ich unternommen habe, um mich während meiner Tätigkeit als Krankenpflegerin zu stärken, war eine spirituelle Reise. Ich musste nach innen schauen und meine Werte und Überzeugungen über Leben und Tod entdecken. „Wie kann ich eine weiche

Landung für mich selbst schaffen, wenn die Trauer kommt?"

Ich musste mich an diejenigen wenden, die ihre Weisheit teilen und mich dabei unterstützen konnten, meine eigene innere Kraft zu finden. Etwas, an dem ich mich in Zeiten von Traurigkeit, Trauer und Verzweiflung festhalten konnte. Ich musste einen Halt finden, und das war meine Reise.

Mein erster Schritt war, Trauer und Angst aus logischer Sicht zu betrachten. Gemäß dem Gesetz der Erhaltung der Energiezustände kann Energie nicht erschaffen oder zerstört werden, sondern nur von einer Form in eine andere umgewandelt oder von einem Gegenstand zu einem anderen übertragen werden. Hast du jemals die Gegenwart von Personen gespürt, die verstorben sind? Ein Gefühl, dass sie bei dir sind? Ich glaube, dass ihre Energie weiterlebt und wir in Verbindung bleiben können. Das gibt mir großen Trost im Leben und beim Nachdenken über den Tod und die Zeit nach dem Tod. Was glaubst du? Was macht für dich Sinn? Finde deine Wahrheit.

Unsere Körper leben nicht für immer, aber unsere Liebe tut es.

In der heutigen Zeit wird unser Glaube durch die Vermischung vieler Kulturen, der Freiheit der Wahl und der vielen verfügbaren Wege zu einer entmutigenden Aufgabe. Du fragst dich möglicherweise, wo du herkommst, was du warst – oder nicht warst, aber du willst nicht das Gefühl haben, dass die Wahl deines spirituellen Wegs eine Aufgabe ist, mit der du deine Zeit verschwenden solltest, oder dass sie sogar notwendig ist. Schließlich hast du jeden Tag schon genug zu tun, ohne noch etwas hinzufügen zu müssen. Das Problem mit unserer unentdeckten Spiritualität besteht darin, dass uns, wenn wir mit Herausforderungen konfrontiert sind, nichts durch turbulente Zeiten hindurchführt.

Meine 102-jährige Freundin Minnie hatte das Gefühl, dass sie nicht viel Weisheit zu bieten hat, wenn es um die Herausforderungen des Lebens geht. Sie lag so falsch. Als wir über die Phobie über den Tod in unserer Gesellschaft unterhielten und ich sie fragte, was die Gesellschaft, wir vielleicht vergessen haben, sah sie mich mit ihren sanften blauen Augen und einem großzügigen Lächeln im Gesicht an und sagte: „Wir alle brauchen einen Halt im Leben, etwas, woran wir uns wie an einer Säule festhalten können." Und das war es, wonach ich gesucht hatte.

Ich bin überzeugt, dass Minnie recht hatte. Wir alle brauchen in unserem Innern etwas, woran wir uns festhalten können, wenn alles andere auseinanderfällt. Es sollte nichts Haptisches sein: keine Person, kein Besitz, kein Haustier und auch keine Sache. Es muss etwas sein, an dem man sich festhalten kann, egal was passiert. Das Wichtigste, was du tun kannst, um die Angst vor den Herausforderungen des Lebens zu bewältigen, ist es, deinen Halt zu finden – in deinem Glauben, deiner Spiritualität, deinem Yoga oder der Natur oder was auch immer es sein mag.

Deine Säule: der innere Halt,
auf den du bauen kannst –
egal was es ist – in Zeiten der Verzweiflung

Ich hatte das Privileg, mit einer Vielzahl außergewöhnlicher und einfühlsamer Menschen über ihr Verständnis von Leben, Tod und Trauer sprechen zu können – ihre Säulen – und ich habe die Ehre, ihre Weisheit mit dir zu teilen.

„Thomson hier!" – der Standpunkt eines Seelsorgers

Jim ist ein scharfsinniger pensionierter presbyterianischer Seelsorger, der an seinem Telefon mit „Thomson hier!" antwortet. Er hat ein verschmitztes Lächeln und ab und an ein teuflisches Blitzen in den Augen. Ich fühlte mich geehrt, in sein Haus eingeladen und in seine Lehre eingeweiht worden zu sein.

Jim hat tiefe Trauer in seinem persönlichen und beruflichen Leben erfahren. Als er sich darauf vorbereitete, sich aus dem Arbeitsleben zurückzuziehen und mit seiner geliebten Frau Evelyn zu reisen, wurde bei ihr zum zweiten Mal eine Krebserkrankung diagnostiziert. Anstelle eines entspannten Lebens wurde das Ehepaar mit Chemotherapie und Bestrahlung konfrontiert. Ein Sturz führte schließlich zu Evelyns Krankenhausaufenthalt, wo sie zwei Zimmer von Jim entfernt starb, der wegen seiner eigenen Gesundheitsprobleme als Patient aufgenommen worden war. Jim kennt den Verlust aus persönlicher Erfahrung.

Als Seelsorger hat Jim mehr Beerdigungen betreut, als er sich erinnern kann. Während eines Zeitraums von vier Monaten half er sechs Familien bei Tragödien: Drei Todesfälle durch plötzlichen Kindestod und drei Selbstmorde im Teenageralter.

Er erzählt: „Die Art und Weise, wie die Familien mit dem Ereignis umgehen konnten, hing oft davon ab, ob es eine religiöse Beteiligung gab oder nicht, die es den Trauernden ermöglichte, eine Art Unterstützung zu haben, die einen anderen Blick auf das Geschehene bot. Diejenigen ohne diese emotionale Unterstützung, die oft von einer religiösen Gemeinschaft zur Verfügung gestellt wird, mussten mit dem Schmerz auf eine andere Weise umgehen, die manchmal keinen größeren Rahmen bot, in dem sie verstehen konnten, was geschehen war."

Er fährt fort: „Der Tod kommt in vielen verschiedenen Situationen zu Familien. Sich mit der Realität auseinanderzusetzen und zu lernen, emotional zu überleben, kann von vielen Faktoren abhängen, nicht zuletzt davon, wie ernsthaft sich die Menschen auf den Tod vorbereitet haben. Das Altern wird beiseitegeschoben. Der Tod wird beiseitegeschoben. Wir weigern uns sogar, darüber zu sprechen. Wir müssen unsere Sterblichkeit erkennen und uns nicht durch sie terrorisieren lassen. Wir sind Menschen, nicht Unsterbliche."

Wenn Jim gefragt wird, was nach dem Tod mit uns passiert, antwortet er: „Ich habe nicht die geringste Ahnung, aber Gott wendet sich nie von jemanden ab und alles, was ich weiß, ist, dass wir in Ordnung sein werden." Das ist sein Halt.

Die Säule meiner Mutter

Ich habe in den letzten Jahrzehnten viel vom Lebensweg meiner Mutter gelernt. Ich habe Ehrfurcht davor, wer und was sie geworden ist, und dem, wonach sie strebt, unabhängig von den Umständen, die sie betreffen. Hier sind einige ihrer Überzeugungen, die ihr inneren Halt geben.

„Ich bin kein religiöser Mensch. Ich glaube jedoch daran, dass ich ein göttliches Wesen in einem physischen Körper bin und das Leben hier auf Erden für eine gewisse Zeit erlebe. Ich wähle Liebe und Dankbarkeit und erlebe Leben und Beziehungen ohne Bewertung. Das ist sozusagen meine Religion. Das sind die Seeleneigenschaften, die mir einen Grund geben, morgens aufzustehen. Je mehr ich Liebe und Dankbarkeit praktiziere, desto weniger leide ich unter Wut, Trauer und Angst. Außerdem weiß ich, dass ich mit jedem liebevollen und dankbaren Gedanken und jeder Handlung die Schwingung auf diesem Planeten erhöhe. Dieses Wissen ist mein innerer Halt, mein Grund des Seins.

In Bezug auf das Sterben meines physischen Körpers und das Ende des Lebens, wie ich es gekannt habe, glaube ich daran, dass mein Geist meinen Körper verlässt, wenn meine Seelenmission hier vollbracht ist. Ich werde dann zu meinem nächsten Ort des Lernens, Lehrens oder Seins gehen. Mein Beitrag wird dann weiterhin Liebe und Dankbarkeit sein. Das sind immer die Antworten, egal, was die Fragen sind.

Ich sehe uns alle als Leuchttürme. Wir alle haben ein Licht der Liebe darin, das leuchten kann, um uns einander auf unseren Lebensreisen zu führen. Wir können dieses Licht sein, wenn wir es wollen. Diese Metapher hat mir geholfen, an meiner Säule von ‚Liebe sein' festzuhalten. Das ist mein Vermächtnis, das ich zurücklasse, wenn sich jemand an meinen Aufenthalt hier erinnert und auch, wenn er es nicht tut. Ich weiß, dass ich die Veränderung sein werde, die ich in der Welt sehen wollte." Das ist ihr Halt.

**Meine Mutter beschließt, eine Spur der Liebe und Dankbarkeit zu hinterlassen.
Was wird dein Vermächtnis sein? Woran soll man sich in Bezug auf dich erinnern?**

Dereks feuriger Geist

Derek ist der bodenständigste, temperamentvollste Seelsorger der ‚United Church'. Ich hatte schon immer das Vergnügen, ihn einen Freund zu nennen. Er spielt Theater, hat ein Radioprogramm namens ‚Seelenangelegenheiten' und organisiert im ‚Spirit Café' Zusammenkünfte von Gleichgesinnten. Seine erste Novelle, ‚Dying to Live' (von Derek Baldwin, nur auf Englisch erhältlich) ist ein Buch, das man gelesen haben muss, das voller spiritueller Einsichten ist. Als Seelsorger verschiebt er die Grenzen, hinterfragt alles und ermutigt seine Gemeinde, das Gleiche zu tun. Er betrachtet die Bibel als ein Buch mit Fragen und nicht als ein Buch mit Antworten. Seine Ehrlichkeit und Integrität sind wie ein Hauch frischer Luft in einer muffigen Kapelle.

„Kirche und Sonntagsschule haben uns mit unserer Todesphobie nicht geholfen, weil sie eine Himmel-und-Hölle Geschichte lehren", sagt Derek. „Das ist nicht das, was ich weitergeben möchte. Das ist, was die Kirche seit Jahrhunderten gelehrt hat, und ich frage: ‚Welcher Gott würde das tun?' Ich ringe mit der Vorstellung, dass Gott jemanden bestrafen würde, den er liebt, und dass die Liebe nicht stärker ist als alles, was wir tun können; das ist falsch. Die Frage sollte nicht lauten: ‚Habe ich irgendetwas Schlechtes getan?' Die Frage sollte lauten: ‚Habe ich etwas Gutes getan?'"

Zum Thema Spiritualität versus Religion sagt Derek: „Ich denke, die eigene Religion kann ein Teil der eigenen Spiritualität sein, aber Spiritualität hat für mich mehr mit Sinn und Zweck zu tun. Wir sind spirituelle Wesen, und das bedeutet, dass wir einen Zweck haben und dass dieser in einem christlichen Glauben oder einem muslimischen Glauben oder in jedem anderen Glauben gelebt werden kann. Die Fragen sind in uns und die Antworten sind in uns. Wir müssen das einfach durchgehen und wissen, dass die Antworten auf viele Arten kommen ... ‚Hat mein Leben Sinn und Zweck? Muss mir vergeben werden oder gibt es Menschen, denen ich vergeben muss?' Das sind alles spirituelle Fragen. Wenn du deine Antworten nicht gesucht und keinen Frieden mit dir und anderen geschlossen hast, wirst du im Angesicht deines Todes eine Krise des Geistes erfahren. Und kein Schmerzmittel kann dieses Leiden lindern. Du wirst weniger Angst vor dem Tod haben, wenn du inneren Frieden in deinem Leben hast." Das ist sein Halt.

Wenn du im Angesicht des Todes deine Antworten im Leben – über Sinn und Zweck – nicht gefunden hast, könntest du eine Krise des Geistes erfahren.

Lelas buddhistische Weisheit

Mein erster Gedanke nach meiner Begegnung mit Lela, der Anhängerin von Nichiren Daishonins buddhistischen Lehren, war: „Wenn ich erwachsen bin, möchte ich genauso sein wie sie!" Lela strahlt Ruhe und Freude aus, die Art von innerem Frieden, zu der Derek uns ermutigt, sie in unserem Leben zu suchen. Sie ist hell, bezaubernd und es macht einfach Spaß, mit ihr zusammen zu sein. Lela ist seit über fünfundzwanzig Jahren praktizierende Buddhistin und ihre Mission ist es, Menschen auf ihrem spirituellen Weg zu helfen. Sie akzeptiert jeden, unabhängig von Ethnie, Religion oder sexueller Orientierung; sie liebt alle Menschen. Und sie lieben sie zurück.

In meiner Unwissenheit glaubte ich, dass alle Buddhisten ihre weltlichen Güter und ihren Spaß aufgeben, eine Robe anziehen und den größten Teil des Tages meditierten. Ich habe schnell gelernt, dass viele der heutigen Buddhisten normale Menschen sind, die leben, arbeiten und sich vergnügen und in diesen Lehren ihren Weg zum inneren Frieden gefunden haben.

In der buddhistischen Philosophie ist das Leben ewig, es hat keinen Anfang und kein Ende. Wir erleben ein Leben nach dem anderen. Nichiren-Buddhisten glauben zudem, dass wir durch die Chanten allgemein verbunden bleiben und dass es auch möglich ist, mit den Verstorbenen in Verbindung zu bleiben. Folglich ist der Tod nichts, wovor man Angst haben muss.

Lela sagt: „Wenn du keine spirituelle Orientierung hast, wirst du kopfüber straucheln ohne Sinnzusammenhang, ohne Hintergrund, vor dem die Ereignisse deines Lebens interpretiert werden. Ich habe das Gefühl, dass Menschen auf eine spirituelle Reise gehen müssen, und hey, sie wollen das nicht tun. Vielleicht haben sie Angst vor dem, was sie finden könnten. Also behalten sie lieber ihre Angst. Wenn du nicht so leben willst, mach dich an deine spirituelle Arbeit. Das ist dein Fundament. Es bedeutet nicht, dass du Christ oder Buddhist sein oder irgendeine andere Religion haben musst. Finde heraus, welcher spirituelle Glaube dir Frieden bringt, im Leben und im Tod." Das ist ihr Halt.

Dianes friedliche Reise durch Leben und Tod

Diane war einer der seelenvollsten Menschen, die ich je gekannt habe. Ich hatte die Ehre und das Vergnügen, sie nicht nur als Patientin während meiner Arbeit in der Onkologie kennenzulernen, sondern auch als Freundin.

Als mein Mann Geordie und ich heirateten, ließen wir unsere Hochzeitsfotos an einem See machen. Diane wollte uns ein Foto als Geschenk machen, eine schöne Geste. Also trat sie dazu, die Hose hochgerollt, im Wasser watend, lachend und unsere Feier genießend. Wochen später kam sie für eine Behandlung in die Klinik und überreichte mir ein außergewöhnliches Fotoalbum unseres besonderen Tages, gefüllt mit vielen wunderschönen Aufnahmen. Ich war so gerührt, dass ich für den Rest meiner Schicht mit den Tränen kämpfen musste. Sie machte erneut schöne Fotos, als wir unsere Zwillinge erwarteten. Sie wurde zu einer besonderen Mitwirkenden in unserer kostbarsten Zeit.

Jahre zuvor, als Diane an Krebs erkrankt war, wurde ihr gesagt, sie hätte nur noch sechs Monate zu leben. Sie entschied sich dafür, Verantwortung für ihre eigene Gesundheit zu übernehmen, und ließ sich nicht davon abhalten, ihr Leben in vollen Zügen zu genießen. Das tat sie noch weitere 12 Jahre. Diane starb friedlich 2010. Ich traf mich mit ihrem Mann, Ken, um über das Wunder, das sie in jeglicher Hinsicht verkörperte, zu sprechen.

Ken sagte: „Dianes eklektischer spiritueller Glaube hat mich fasziniert. Sie nahm, was mit ihr mitschwang aus vielen verschiedenen Disziplinen, und machte es zu ihrem eigenen. Ihre grundlegende innere Kraft kam von ihrem Wissen darüber, wer sie war, warum sie hier war und wohin sie ging. Sie hatte den Glauben, dass man in den inneren Welten verbunden bleiben kann und dass der Tod nicht der letzte Schritt ist. Sie hatte keine Angst zu sterben." Das war ihr Halt.

Er fügte hinzu: „Sie war eine Anhängerin des lebenslangen Lernens und hörte nie auf, nach neuem Wissen zu streben. Diane war Fotografin, Krankenschwester, Laborantin, registrierte Kräuterkundlerin, Cranio-Sacral-Therapeutin, Tai-Chi-Lehrerin und mehr. Jahre nach ihrer Diagnose reiste sie nach China und lernte Qigong. Sie liebte es, zu lernen und teilte ihr umfangreiches Wissen, um anderen zu helfen."

Diane war eine große Naturliebhaberin und organisierte in ihren letzten Lebensmonaten eine Kanufahrt für ihre Familie. Sie sortierte auch ihre Schmuckstücke und ihren Modeschmuck, um sie an Freunde und Verwandte weiterzugeben, damit Ken es nicht machen musste. Sie sagte ihm, dass sie nicht wollte, dass er nach ihrem Tod allein bliebe. „Sie hat es mir so einfach wie möglich gemacht, und dafür werde ich immer dankbar sein", sagte Ken. „Sie war mein bester Freund und wir bleiben in den inneren Welten verbunden." Das ist sein Halt.

Dianes Trauerfeier brachte Freude und Tränen. Sie fand in einer Halle statt, die mit Erinnerungen und ihrem Kanu geschmückt war. Ist es überraschend, dass Diane alle Vorbereitungen getroffen und viele ihrer Freundinnen und Freunde gebeten hat, Ken bei der Erfüllung ihrer Wünsche zu helfen? Was für ein selbstloses Geschenk. Diejenigen, die sie liebten, berichteten von berührenden Geschichten darüber, wie inspirierend sie in ihrem Leben und am Ende ihres Lebens war. Sie lebt in vielen Herzen weiter.

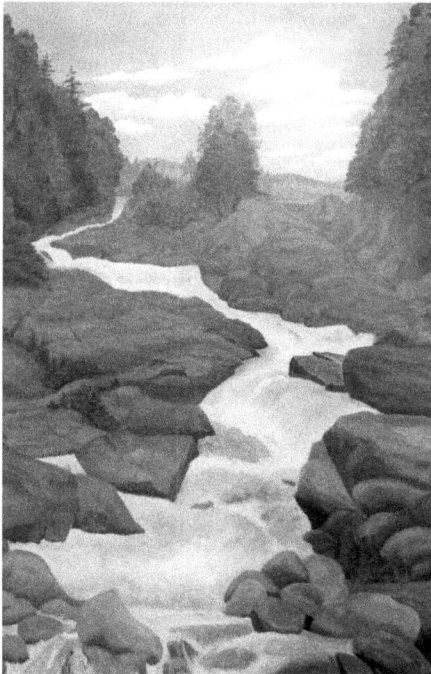

Kens letzter Gedanke: „Wir müssen Verantwortung übernehmen, nicht nur für unsere körperliche Gesundheit, sondern auch für unsere geistige Gesundheit."

Als Diane starb, wandte Ken sich seiner Leinwand zu und malte, um durch seine Trauer zu gehen. In einem Gemälde trifft das raue Wasser auf die Felsen und zeigt die turbulenten Zeiten im Leben, und das glattere Wasser stellt die ruhigeren Tage und schließlich den Frieden am Ende des Lebens dar.

Meine spirituelle Reise, mein Glaube, meine Säule

Ich wuchs in einem katholischen Elternhaus auf und ging bis zum 18. Lebensjahr in die Kirche. Als ich in die Schule ging und mich allein herauswagte, nahm meine Spiritualität eine Auszeit. Ich dachte, ich sei viel zu beschäftigt, um über solch trivialen Dinge nachzudenken.

In meinen turbulenteren Jahren hatte ich keine inneren Überzeugungen, die mich führen konnten. Ich hatte keinen innen Halt und so litt ich in meinen dunkelsten Zeiten übermäßig. Erst als ich im Alter von neununddreißig Jahren mit unseren Zwillingen schwanger wurde, entschied ich, dass es an der Zeit war, meinen spirituellen Weg – meine Religion – zu wählen, um meine Werte zu bestimmen und eine Einstellung zum Leben und Tod zu finden. Unser Sohn Tyler war zu diesem Zeitpunkt zehn Jahre alt und in ein paar Monaten würden zwei weitere Kinder geboren werden und unsere Familie vervollständigen. Eines Tages würden sie mich fragen, was ich glaube, oder ich würde mich verpflichtet fühlen, ihnen etwas Wertvolles beizubringen. Ich musste die Antworten finden, von denen ich wusste, dass sie tief in mir stecken. Ich hatte nie in Frage gestellt, ob ich an Gott glaube oder nicht. Glaube war ein natürlicher Teil meiner Erziehung und es ist mir nie in den Sinn gekommen, diese Lehren in Frage zu stellen.

Eines Tages, als ich in der Notaufnahme arbeitete, sind mein Freund und Kollege Mark und ich in eine unserer Diskussionen hineingeraten. Ich war verblüfft, als ich entdeckte, dass er ein Atheist war, der erste Atheist, den ich je im wahren Leben gekannt hatte.

„Du meinst, du glaubst wirklich nicht an irgendetwas?", fragte ich schockiert.

„Nee."

„Nichts? Wirklich?"

„Nee, du lebst, dann stirbst du."

Und das war es. Ich hatte so etwas noch nie gehört. Ich brauchte mehr. Ich musste tiefer graben. Ich nahm an verschiedenen Gottesdiensten teil und sprach mit Priestern, Seelsorgern und Mitgliedern ihrer Kirchengemeinden. Ich besuchte buddhistische Versammlungen, las eine Vielzahl von Selbsthilfe- und Selbstfindungsbüchern und machte Yoga, Journaling und Meditation. Ich verbrachte viel Zeit in der Natur und sprach mit Gleichgesinnten.

Eines Tages fragte ich die Freundin meiner Mutter, Lynda, was ihre religiöse Zugehörigkeit sei. Ihre Antwort löste einen Aha-Moment für mich aus. Sie fragte einfach: „Warum muss ich zu irgendeiner Religion gehören?"

Und darin lag die finale Antwort, nach der ich gesucht hatte. Ich habe meine ‚Religion' gefunden.

Ich glaube,

✦ in einem zielgerichteten Leben zu leben, die Veränderung zu sein und etwas zu bewirken.

✦ wir alle sind miteinander verbunden und das Wohlergehen aller ist die Sorge aller.

✦ an Humor, Güte und Einfachheit.

✦ an zufällige Handlungen der Güte und Freundlichkeit.

✦ wir sollten die Dinge immer besser zurücklassen, als wir sie vorgefunden haben.

✦ es ist meine Verantwortung, die beste Version von mir zu werden, die ich sein kann.

✦ wir alle haben Werte und sollten niemanden verurteilen.

✦ wir sind alle aus einem Grund hier, für einen Zweck.

✦ wir haben keine Ahnung, wie lange unsere Reise sein wird, aber sie wird das sein, was sie sein *soll*.

✦ wenn wir sterben, lebt unser Geist weiter und wir können in Verbindung bleiben.

✦ es gibt nichts zu befürchten.

Das ist meine Religion, meine Spiritualität. Das ist es, woran ich glaube. Das ist mein Halt. Woran glaubst du? *Was gibt dir inneren Halt?*

Beginne deine spirituelle Reise

Die Entwicklung von Ritualen der Selbstfürsorge und Reflexion ist der Schlüssel zum inneren Frieden, damit wir durch Angst, Trauer und Verlust navigieren und auf der anderen Seite ankommen und uns kraft- und hoffnungsvoll fühlen können.

Hier sind zehn mögliche Ausgangspunkte für deine spirituelle Reise.

✦ Begib dich an einen friedlichen Ort und sitze dort still, für zehn Minuten jeden Tag. Sei einfach da.

✦ Liste deine Stärken, deine Gaben auf.

✦ Was gibt dir einen Sinn?

✦ Wann bist du am glücklichsten, in deiner Glückseligkeit?

✦ Suche dir einen Mentor, der die Art von innerer Ruhe hat, die du dir wünschst.

✦ Suche nach jenem Buch, Kurs, Kirche, Zusammenkunft oder Berater. Was schwingt mit?

✦ Was schätzt du am meisten in deinem Leben?

✦ Was vermisst du in deinem Leben und was kannst du tun, um es zu finden oder loszulassen?

✦ Was brauchst du, um dich selbst mehr zu lieben, dir selbst oder anderen zu vergeben?

✦ Was kannst du tun, um das Leben mehr zu lieben, mit der Gewissheit, dass es dir diese Leibe zurückgeben wird, wenn du es tust?

Wie deine Spiritualität die Angst lindern kann

Ein spiritueller Weg, ein innerer Halt oder ein Glaube hilft dir, ein gesünderes Leben mit einem positiveren und hoffnungsvolleren Ausblick zu führen. Hier sind nur einige Beispiele.

✦ Spiritualität gibt dir etwas, woran du dich festhalten kannst, wenn du das Gefühl hast, nichts anderes zu haben.

✦ Spiritualität kann das Bedürfnis nach Kontrolle und Verantwortung für alles um dich herum lockern.

✦ Spiritualität hilft dir, deine Einstellung zum Leben und Tod zu definieren und eine weiche Landung für dich selbst zu schaffen, wenn die Trauer in dein Leben tritt.

✦ Spiritualität verbindet dich mit etwas viel Größerem als dir selbst, sodass du in deinem Herzen weißt, dass du niemals allein bist. (Lies mehr dazu in ‚Die Kraft der Verbundenheit‘, Seite page 117.)

✦ Spiritualität bietet die Möglichkeit, sich mit Gleichgesinnten zu umgeben, die dich unterstützen können.

✦ Spiritualität kann dir eine größere Entschlossenheit geben, Herausforderungen zu bewältigen, wenn sie entstehen, und eine größere Wertschätzung für gute Dinge, wenn sie geschehen.

✦ Wenn du deine Spiritualität definierst und wenn sie dich geführt hat, hast du ein wertvolles Geschenk, das du mit anderen teilen kannst und das ihnen in ihrer Zeit der Not helfen könnte. Sie kann dich zu einem größeren Zweck verbinden.

Gehirnfitness – ein fittes Gehirn für ein erfülltes Leben

von Jill Hewlett

Jill und ich haben uns vor Jahren vernetzt. Vor kurzem hatte ich das große Vergnügen, einen ihrer Vorträge persönlich zu hören. Ihre Kompetenz und ihre leidenschaftliche Art überzeugten mich sofort und ich bat sie, ein Kapitel zu diesem Buch beizutragen. Neben ihrer vielfältigen Ausbildung und Expertise ist Jill seit fast zwei Jahrzehnten in Pädagogischer Kinesiologie und Brain Gym®[11] zertifiziert. Ich bin etwas vertraut mit diesen Werkzeugen und habe festgestellt, dass sie einfach und zugänglich sind und funktionieren, was sie zu Favoriten in meinem Leben und in meiner Praxis machen.

Elke

Nur weil unser Wecker klingelte, sind unsere Augen jetzt geöffnet und wir sitzen oder stehen aufrecht. Das bedeutet nicht, dass unser Gehirn komplett eingeschaltet und bereit für den bevorstehenden Tag ist.

Nur weil sich ein Termin nähert, ein Projekt abgeschlossen oder eine Entscheidung getroffen werden muss, heißt das nicht, dass wir uns geistig an einem klaren und fokussierten Ort befinden.

Nur weil wir Menschen in unserem Leben haben, die wir lieben, heißt das nicht, dass wir an einem Ort sind, an dem wir uns austauschen, miteinander in Kontakt treten und die Gesellschaft des anderen genießen können.

---

11 Brain Gym® ist ein eingetragenes Warenzeichen der Educational Kinesiology Foundation (Brain Gym® International) in Ventura, Kalifornien. Durch Ausbilder und bewegungsbasierte Programme befähigt Brain Gym® International alle Altersgruppen, die Lebensfreude zurückzugewinnen. Die Organisation wurde 1987 unter dem Namen der Educational Kinesiology Foundation gegründet und begann im Jahr 2000 als Brain Gym® International zu arbeiten. Brain Gym® Bewegungen, Übungen oder Aktivitäten beziehen sich auf die ursprünglichen sechsundzwanzig Brain Gym® Bewegungen, die von dem Erzieher und Lesespezialisten Paul E. Dennison und seiner Frau und Kollegin Gail E. Dennison entwickelt wurden.

Nur weil wir einen Kopf auf unseren Schultern haben, heißt das nicht, dass unser Gehirn funktioniert und seine besten Leistungen erbringt.

Es liegt in unserer Macht und unserer Entscheidung, es geschehen zu lassen.

Angst kann uns daran hindern, auf unsere Handlungsfähigkeiten zuzugreifen, die für die Entscheidungsfindung und Problemlösung erforderlich sind. Wir verlieren geistige Klarheit und haben Probleme, Lösungen für externe Probleme zu finden, was diese Angstzustände befördern kann. Umgekehrt haben Wissenschaftler herausgefunden, dass das Gehirn wachsen, sich verändern und neu verdrahten kann, um klarer zu denken, Probleme zu lösen, neue Perspektiven aufzudecken, neue Initiativen zu schmieden und neue Strategien auszuführen.

Wir kümmern uns um unsere Familie, unseren Garten und unsere Haustiere – vielleicht ist es endlich an der Zeit, uns um die mächtigsten, raffiniertesten und fortschrittlichsten Technologien auf unserem Planeten zu kümmern? Unser Gehirn!

Als hochsensibles Kind war ich anfällig für Ängste und Sorgen. Dieses beeinflusste mein Selbstvertrauen, mein Körpergewicht und meine Schlafqualität. Allmählich habe ich gelernt, diese Probleme nicht nur zu überwinden, sondern mich dadurch zu stärken.

Als junge Erwachsene habe ich mich verpflichtet, ein Leben zu führen, das Lernen, Wachstum und Ausgeglichenheit umfasst und das Streben danach, das Beste zu werden, was ich sein kann. Es hat in mir eine Leidenschaft und ein Engagement hervorgerufen, anderen zu helfen, positive und authentische Lebensveränderungen und Verbesserungen zu erzielen.

Als ich mit dem Studium begann, hatte ich zunächst Pläne, Lehrerin zu werden, weil ich selbst gerne lernte und Ideen austauschte. Während meiner Studienzeit habe ich meine Wahlkurse in den Bereichen Gesundheit und Wellness belegt.

Nach dem Abschluss entschied ich mich, mir Zeit zu nehmen, um andere Tätigkeitsfelder kennenzulernen, die Gesundheits- und Wellnessthemen umfassen würden. Während dieser Zeit begann ich zu erkennen, dass wir diese Art von Werkzeugen nur lehren und teilen können, wenn wir bereit sind, sie in unserem eigenen Leben zu praktizieren und anzuwenden. Das schafft echtes Verständnis und Integrität in unserer Arbeit. So begann eine Zeit des engagierten Fokus, den ich ,Meine Reise' nannte. Während meine Reise bis heute anhält, war dies eine Zeit, in der ich wie ein Schwamm in das Erlernen von Selbstentwicklungs- und ganzheitlichen Praktiken eingetaucht bin und sie auf meine eigenen Bedürfnisse, Heilung und Ziele anwandte.

Ich habe erkannt, dass es zwar viele Wege und Ansätze für Gesundheit und Wohlfühlen gibt, aber das Wesentliche ist, dass wir diejenigen finden, die in uns persönlich mitschwingen.

Es gibt verschiedene therapeutische Ansätze, die meine Aufmerksamkeit erregt haben und bei denen ich viel gelernt und trainiert habe. Es gibt jedoch zwei, die mir besonders am Herzen liegen und die zu den Eckpfeilern meiner Gehirn-Fitness-Programme gehören: essenzielle Nährstoffe und integrative Bewegung. Sie sind das Rückgrat unserer körperlichen, geistigen, emotionalen und funktionalen Gesundheit.

Was ist Gehirnfitness?

Das Gehirn-Fitness-Programm, das ich erstellt habe, beschäftigt sich mit den Arten von Aktivitäten und beinhaltet die Arten von Werkzeugen, die nützlich sind, um ein leistungsfähiges Gehirn und ein erfülltes Leben zu schaffen. Diese Ausbildung ist für Menschen jeden Alters relevant, und meine Klienten reichen von Firmen bis hin zu öffentlichen und privaten Schulen, Bildungsausschüssen, Wellnesszentren und Langzeitpflegeeinrichtungen.

Das menschliche Gehirn ist der leistungsstärkste Computer der Welt. Wissenschaftler haben bewiesen, dass sich das Gehirn zu seiner volleren Kapazität entwickeln kann; physisch, geistig, emotional und funktionell, sodass wir in Situationen gedeihen, wo wir einmal Probleme hatten, und zum Besten werden, was wir sein können. In der Tat sind wir für diese Art von bedeutungsvollem Wachstum verantwortlich.

Hier sind einige typische Fragen, die ich meiner Zuhörerschaft in meinen Keynote- und Schulungssitzungen stelle: „Maximierst du dein Gehirnpotenzial, damit du in der heutigen Welt Erfolg haben kannst? Welche Werkzeuge hast du, um dein Gehirn zu formen und deine Superkräfte anzuzapfen?"

Wenn wir uns auf die positiven und effektiven Gewohnheiten einlassen, die ein optimales Gehirn entwickeln, dann erschaffen wir unweigerlich ein erfülltes Leben.

Wie kann uns die Verbesserung unserer Gehirnfitness helfen?

Neurowissenschaftler haben unglaubliche Entdeckungen gemacht und Durchbrüche erzielt. Diese Erkenntnisse haben die Fähigkeit, das Wachstum und die Funktionsweise deines Gehirns und deines Lebens stark zu beeinflussen, wenn du über die entsprechenden Informationen verfügst und weißt, wie damit umzugehen ist.

Dein Gehirn kann lernen, neue Fertigkeiten und Fähigkeiten zu entwickeln, Verhalten zu verändern und Leistung in jedem Alter mit benutzerfreundlichen Gehirnfitness- und Wellness-Tools zu verbessern. Wenn du dein Gehirn änderst, änderst du deine Ergebnisse.

Hier sind nur ein paar Facetten unseres Lebens, die wir durch eine bessere Gehirnfitness verbessern können:

✦ Psychische Gesundheit, Wellness und Selbstfürsorge. Wir können nicht immer kontrollieren, was mit uns oder um uns geschieht, aber wir können kontrollieren, was in uns geschieht. Mit psychischen Problemen auf einem Allzeithoch ist einer unserer größten Verbündeten bei der effektiven Bewältigung dieser Sorgen ein fittes Gehirn. Die am Ende dieses Kapitels beschriebenen Beispiele für Brain Gym® Techniken zeigen, wie du beeinflussen kannst, wie du denkst, handelst und fühlst - jetzt und in deiner Zukunft.

✦ Stressresistenz und Änderungsmanagement. Tägliche Stressoren werden in absehbarer Zeit nicht verschwinden. Wir können jedoch lernen, allgemeine Probleme am Arbeitsplatz und im täglichen Leben auszutricksen, indem wir uns ein fittes Gehirn schaffen. Verschiebe dich selbst von Reaktivität zu Empfänglichkeit, von Stress zu Ausgleich und von Verwirrung zu Klarheit.

✦ Kreativität, Innovation und Zusammenarbeit. Die Fähigkeit zu ändern, zu innovieren und mit Leichtigkeit und Agilität zu erschaffen, ist zu einer kritischen ‚must have' Fähigkeit in unserem Leben geworden. Gehirnfitness aktiviert und vergrößert unser ganzes Hirnpotenzial, um die Ergebnisse zu erzielen, die wir bei der Arbeit, in unseren Beziehungen und im täglichen Leben erzielen wollen.

✦ Fokus, Verständnis und Erinnerung. Wir können unsere Gehirne strategisch neu vernetzen und wachsen lassen, um bessere Ergebnisse im Klassenzimmer, im Sitzungssaal und im täglichen Leben zu erzielen: Projekt- und Zeitmanagement verbessern, Vermeidung von Verzögerungen, Ziele setzen und erreichen, und deine ultimativ beste Leistung zu erbringen. Die Resultate sind unmittelbar, progressiv und messbar.

Wie kultivieren wir ein fittes Gehirn?

Die folgenden zwei Voraussetzungen sind etwas, was unsere Mütter schon immer wussten und kindgerecht ausgedrückt haben: ‚Iss dein Gemüse und geh zum Spielen nach draußen.' Meine Terminologie ist nur ein wenig anders: „Hole dir deine essenziellen Nährstoffe und aktiviere dein Gehirn durch Bewegung."

1. Essenzielle Ernährung

Was auch immer wir mit unseren Körpern tun, beschließen wir mit unserem Gehirn. Die Nahrungsaufnahme stellt keine Ausnahme dar. Die meisten Menschen denken über Nahrung nach, um ihren Körper zu ernähren, aber ohne es zu merken, sind dieselben Substanzen das Futter für unsere mentale und geistige Gesundheit. Wir sollten uns also besser für die gute Nahrung entscheiden!

Hast du gesundheitliche Probleme? Wurde dir gesagt, dass du aufgrund von Genetik für gewisse Erkrankungen anfällig bist? Möchtest du deine Ernährung so ausrichten, dass sie sich positiv auf deine körperliche Gesundheit und dein psychisches Wohlbefinden auswirkt?

Wenn ja, dann ist es an der Zeit, sich auf die nicht verhandelbaren ‚Hirn-Körper-Kraftstoffe' zu konzentrieren, die du benötigest, um dein Bestes zu geben. Wenn du positive Verbesserungen in allen Bereichen deines Lebens erleben willst, dann ist eine essenzielle Ernährung das Rückgrat deines Erfolgs.

Das war ein persönlicher Aha-Moment auf meiner Wellnessreise. Ich war schon immer fasziniert und betroffen davon, wie Nahrungsmittelauswahl und -konsum uns aufbauen oder zerstören können – im Moment und auf lange Sicht.

Ich habe Jahre damit verbracht, viele verschiedene Ansätze zu studieren und hatte die großartige Gelegenheit, eine Fülle von Ernährungsexperten in meiner Wellness-TV-Show zu interviewen. Ein Gast stach besonders hervor, weil sein Wissen und seine Forschung beispiellos sind.

Dr. Joel Wallach (Tierarzt, Pathologe, Hausarzt und Heilpraktiker) wurde mein am häufigsten wiederkehrender Gast, da die Zuschauer so viel von seiner Botschaft an der Basis gelernt haben, womit er seit Jahrzehnten die Gesundheitsprobleme der Menschen auf der ganzen Welt heilt und umkehrt.

Nach dem ersten Interview beschloss meine Mutter, die schon früh mit Anzeichen von vorzeitiger Alterung und Krankheit zu kämpfen hatte, die ihre körperliche und geistige Gesundheit beeinträchtigten, seinem Ansatz zu folgen. Innerhalb weniger Wochen begann sich alles umzukehren und der Fortschritt ging weiter. Fast zwei Jahrzehnte später fühlt sie sich besser und sieht besser aus als damals. Wir hören und erleben diese Geschichten die ganze Zeit.

Ich habe es in meinem eigenen Leben und in meinem Freundeskreis, meiner Familie und mit meinen Kunden ausprobiert. Ich habe gelernt, dass die ‚richtige' essenzielle Ernährung deinem Gehirn helfen kann,

✦ dein Gedächtnis intakt zu halten,

✦ dein Energieniveau zu erhöhen,

✦ bestehende Gesundheitsprobleme zu heilen,

✦ deinen Fokus und deine Konzentration zu verbessern,

✦ dir eine gesündere und positivere Haltung zu geben,

✦ dich vor Krankheiten zu schützen,

✦ ohne eine Diät abzunehmen,

✦ den Alterungsprozess umzukehren und zu verlangsamen und vieles mehr.

Jeder Mensch benötigt täglich neunzig essenzielle Nährstoffe: sechzig Mineralien, sechzehn Vitamine, zwölf Aminosäuren und zwei essenzielle Fettsäuren. Diese sind das Rückgrat unserer Gesundheit, die Materialien, aus denen wir gemacht sind, und wir müssen sie jeden Tag aufnehmen, wenn wir Krankheiten vorbeugen, aktuelle Probleme heilen und ein gesundes langes Leben erreichen wollen.

All diese Nährstoffe täglich aus der Nahrung zu gewinnen, ist nahezu unmöglich. Die Ergänzung unserer Ernährung ist der Schlüssel. Nach vielen Jahren der Forschung habe ich einen einfachen und wirksamen Weg gefunden, diese essenziellen Nährstoffe zu erhalten, und ich freue mich, diese Informationen mit dir zu teilen, wenn du mich kontaktierst. (Siehe Seite page iv für meine Webadresse.)

Wenn diese essenziellen Nährstoffe täglich eingenommen werden, treten scheinbar wundersame Veränderungen von innen und außen auf. Insbesondere wirst du die Gesundheit, die Energie, die Ausdauer und die Vitalität haben, um dein bestes Leben zu leben und deine Ziele zu erreichen.

2. Integrative Bewegung

Nichts kann die Körper-Geist-Verbindung mehr optimieren als Bewegung, denn sie aktiviert gleichzeitig die größte Menge des Gehirns. Jede Bewegung, die wir machen, vom Gehen und Sprechen zum Blinzeln und Schreiben, erfordert eine komplizierte Kommunikation zwischen dem Gehirn und unseren Muskeln.

Wenn Handlungen aus einer sicheren und integrierten Körper-Geist-Verbindung hervorgehen, werden die natürlichen Lernfähigkeiten, das Selbstvertrauen und das Wohlbefinden eines Menschen erneuert.

Integrative Bewegungen sind Aktivitäten, die entwickelt wurden, um verschiedene Teile des Gehirns strategisch zu stimulieren und zu integrieren, Blockaden zu lösen und den Fluss und die Verbindung zwischen den Gehirnzentren und den sensorischen Systemen zu stimulieren, um die angeborene Fähigkeit zu lernen und mit höchster Effizienz zu funktionieren, freizusetzen.

Wenn dein Körper und dein Geist zusammenarbeiten, bist du in der Lage, mit weniger Stress zu arbeiten und dich effektiver auszudrücken, indem du ein größeres geistiges und körperliches Potenzial nutzt.

Bewegung wird auch als ‚Wunderwachstumsmittel' für das Gehirn bezeichnet. Nach wissenschaftlichen Erkenntnissen ruft es auch ein höheres Niveau des vom Gehirn abgeleiteten neurotrophen Faktors hervor (englisch: ‚Brain-derived neurotrophic factor' bzw. BDNF). Dieses wichtige Protein beeinflusst Gehirnfunktion, Verbindung und Kommunikation sowie eine Vielzahl von Funktionen, einschließlich der Erhaltung der Lebensspanne von Gehirnzellen, der Indizierung des Wachstums neuer Neuronen und Synapsen und der Unterstützung der kognitiven Funktion insgesamt.

Wenn du dich strategisch mit Bewegung beschäftigst, kannst du die Wissenschaft der Neuroplastizität zu deinem Vorteil nutzen. Neuroplastizität bezieht sich auf die Veränderbarkeit und Formbarkeit deines Gehirns.

Durch den Einsatz spezifischer Gehirnfitness-Aktivitäten kannst du neue neuronale Verbindungen schaffen, körperlichen, emotionalen und mentalen Stress beseitigen, eine positivere Einstellung anregen und Fähigkeiten und Attribute wie Vertrauen, Kommunikation, Fokus, Problemlösung, Planung, Entscheidungsfindung und mehr Kreativität entwickeln.

Ob im Klassenzimmer, Sitzungssaal oder im täglichen Leben, integrative Bewegungen können erfolgreich genutzt werden, um auf unsere natürlichen Fähigkeiten zurückzugreifen und sie zu entwickeln und um ein höheres Maß an Effizienz, Produktivität und Erfolg zu erreichen.

Wechsle von Stress zu Balance und reaktiviere und stärke genau jene Teile deines Gehirns, die nicht mehr verbunden sind, sodass du dich wieder mit deinem gesamten Gehirnpotenzial verbinden und so gut wie möglich funktionieren kannst.

Brain Gym®

Brain Gym® ist mein bevorzugtes integratives Bewegungssystem, und es ist der Startpunkt meiner persönlichen und beruflichen Entwicklung, seit ich zum ersten Mal davon gehört habe.

Obwohl es auf der modernen Neurowissenschaft und Entwicklungsforschung basiert, es ist einfach und leicht zu bedienen, da es unsere eigene natürliche Intelligenz widerspiegelt, wenn wir in besserer Harmonie mit unserem Körper, der Natur und Selbstfürsorge leben würden. Es kann einfach und erfolgreich von Menschen jeden Alters und jeder Lebensstufe verwendet werden, überall und jederzeit.

Mein Mentor und lieber Freund Dr. Paul Dennison und seine Frau Gail sind die Mitbegründer von Brain Gym®, einem hocheffektiven, einfach zu bedienenden und zugänglichen System für Menschen jeden Alters und jeder Kondition, das Lernen und Entwicklung sowie Stressresistenz und Zielumsetzung unterstützt.

Dr. Dennison entdeckte und bewies, dass sich der mentale Teil um sich selbst kümmern kann, wenn die physischen Fähigkeiten des Lernens gemeistert wurden.

Seit 1981, als Dr. Dennison seinen ersten Workshop gab, hat sich seine Arbeit kontinuierlich erweitert und seine Bekanntheit ist weltweit gewachsen.

Sofort nach meiner ersten Sitzung war ich regelrecht angefixt. Ich konnte nicht glauben, dass es einen Ansatz gab, der so klar und effektiv unsere physische, emotionale und mentale Intelligenz anspricht. Das Programm fasst ein Bewusstsein in Worte und Aktivitäten, das ich von Anfang an kannte und verstand, aber bis zu diesem Zeitpunkt noch nie in diesem Zusammenhang gehört hatte oder es mir gelehrt wurde. Nach ein paar Jahren des Studiums und der Praxis wurde ich auf dem Gebiet der Pädagogischen Kinesiologie und als Brain Gym® Beraterin zertifiziert. Das war vor fast zwei Jahrzehnten.

Brain Gym® Aktivitäten verschieben unsere Angewohnheit der Verwendung lediglich eines begrenzten Teils unseres Gehirns zu der Nutzung unseres gesamten Gehirnpotenzials. Sie sind schnell, lustig und halten uns energiegeladen und aktiv. Sie können überall und jederzeit durchgeführt werden und sind von wesentlicher Bedeutung für unsere Gesundheit und unser Wohlbefinden.

Häufige Reaktionen der Teilnehmenden an meinen Kursen sind: Sie fühlen sich geerdet, energetisiert, verbunden und rein. Alle sind begeistert von der Fülle an Tools, die sie erlernt haben, um Wachstum, Selbstfürsorge, Stressmanagement, emotionales Gleichgewicht, mentale Klarheit, Kommunikation, Organisation, Fokus, Problemlösung, Verhalten, allgemeines Wohlbefinden und Zielerreichung zu unterstützen, und davon, ein zusätzliches Werkzeug in ihren professionellen Toolboxen zu haben.

Brain Gym® erleben

Diese Aktivitäten, um dein Gehirn zu formen, sind kraftvoll und nehmen nur ein paar Augenblicke deiner Zeit im Laufe des Tages in Anspruch. Hier ist ein dreistufiger Prozess, den du durchführen kannst, wenn du Stress hast und Angst fühlst:

1. Anstatt deinen Körper zu ignorieren, merke, wie er sich anfühlt und sei empfänglich für jegliche körperlichen Empfindungen, die entstehen. Gib deinem Stress- und Angstniveau eine Bewertung von eins bis zehn (zehn ist die höchste Stufe). Der Akt des Erkennens schenkt deinem Geist alternative Möglichkeiten, über eine Situation nachzudenken und sie anzusprechen. Wenn wir innehalten und beobachten, bewegen wir uns von unserer gewohnten Art zu reagieren, weg und schaffen neue Möglichkeiten und neue neurologische Verbindungen.

2. Trinke Wasser in kleinen Schlucken. Dein Körper und Gehirn bestehen hauptsächlich aus Wasser. Alle chemischen Wirkungen des Gehirns und des Zentralnervensystems hängen von der Leitfähigkeit der elektrischen Ströme zwischen Gehirn und Sinnesorganen ab, die durch Wasser erleichtert wird. Wasser in kleinen Schlucken zu trinken sorgt dafür, dass effiziente elektrische und chemische Vorgänge zwischen dem Gehirn und dem Nervensystem stattfinden können.

3. Mache etwas Brain Gym®. Brain Gym® Aktivitäten sind schnell, einfach und effektiv und können überall und jederzeit angewendet werden.

‚Vertiefende Einstellungen' ist eine Kategorie spezifischer Brain Gym®
Aktivitäten, die entwickelt wurde, um Stress zu reduzieren und das emotionale Gleichgewicht und das Kern-Haltungsbewusstsein für die Freigabe der
‚Fliehen-oder-Kämpfen'-Reaktion zu verbessern. Vertiefende Einstellungen
entspannen das System und bereiten Lernende darauf vor, Informationen
ohne emotionalen Stress aufzunehmen und zu verarbeiten.

Hier sind zwei Aktivitäten, die du ausprobieren kannst.

Hook-Ups

Diese Aktivität, die beide Seiten des Körpers und des Gehirns in Verbindung
und Gleichgewicht bringt, lädt zu einer Erfahrung der Ruhe ein, während
die zerstreute Aufmerksamkeit fokussiert und organisiert wird. Verspannte
Muskeln entspannen, geistiges Geschwätz verschwindet und deine Atmung
vertieft sich.

Beobachte: Bist du konzentriert, organisiert und in der Lage, dich auf die
anstehende Aufgabe zu fokussieren, oder bist du leicht abgelenkt und kannst
nicht denken?

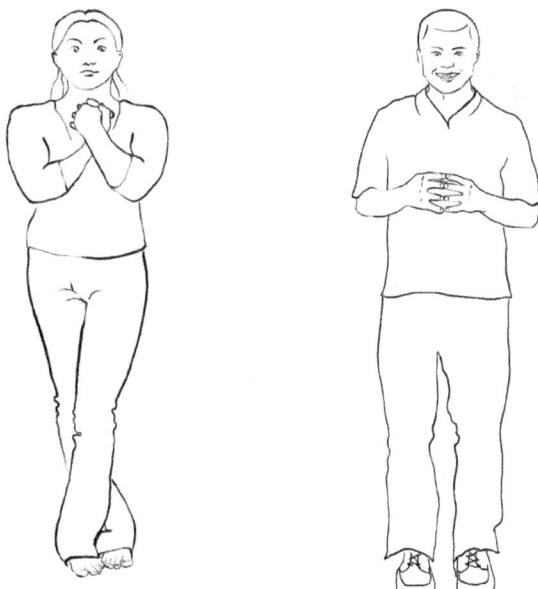

Teil 1: Überkreuze deine Fußgelenke. Als nächstes streckst du deine Arme
vor dir aus und kreuzt ein Handgelenk (auf der gleichen Seite wie dein oberer
Knöchel) über den anderen. Dann verschränke deine Finger und ziehe deine
gefalteten Handgelenke in Richtung Brust. Halte dies für eine Minute oder
länger, atme langsam mit geschlossenen Augen und der Spitze deiner Zunge
auf dem Gaumen, wenn du einatmest.

Teil 2: Wenn du bereit bist, löse die Überkreuzung deiner Arme und Beine. Setze deine Füße flach auf den Boden und lege deine Fingerspitzen vor die Brust, atme noch eine Minute lang tief durch und halte deine Zungenspitze beim Einatmen auf dem Gaumen.

Beachte nochmals deinen Fokus in Bezug auf Organisation und Konzentration.

Wie das im Alltag aussieht

Hook-Ups sorgen für eine allgemeine Entspannung, Ruhe und Komfort. Die Person löst sich von äußeren Reizen und Ablenkungen der Außenwelt und schließt sich ihrer eigenen inneren Wahrnehmung und Verbindung an. Die Körperpositionierung schafft eine geschlossene und verbundene Schaltung, mit Schwerpunkt auf der Mittellinie, wo die physischen, mentalen und emotionalen Bereiche kommunizieren und sich integrieren können.

Diese Aktivität verbessert:

+ Erdung

+ Prüfungsfähigkeiten

+ Organisation

+ Durchsetzungsvermögen

+ Verantwortung

+ Positive Energie

+ Prioritäten setzen

+ Klares Zuhören

+ Feedback verarbeiten

+ Emotionale Zentrierung

+ Ablehnung besser verarbeiten

+ Ziele setzen und erreichen

+ Ruhe und Selbstkontrolle

+ Aufrechterhaltung eines Sinns für Humor

+ Verbesserte Balance und Koordination

+ Dateneingabe mit Geschwindigkeit, Genauigkeit und Komfort

+ Geborgenheit in der unmittelbaren Umgebung

+ Konstruktive Kritik geben

+ Selbstwahrnehmung und Grenzen

✦　Mailbox-Nachrichten hinterlassen

✦　Begeisterung aufrechterhalten

Der verstorbene Wayne Cook, ein Pionier auf dem Gebiet der bioenergetischen Kraftfelder, entwickelte Cook's Hook-Ups, das Konzept, aus dem die Brain Gym® Hook-Ups adaptiert wurden, um die negativen Auswirkungen elektromagnetischer Felder auszugleichen. Cook's Hook-Ups haben den zusätzlichen Vorteil, die Hüftbeugemuskeln zu entspannen, während unsere Version zusätzlich die Balance stärkt.

Positive Punkte

Das Beteiligen dieser emotionalen Stressfreigabepunkte, bekannt als neurovaskuläre Gleichgewichtspunkte für den Magen, wird Entspannung und Ruhe hervorrufen und Magenschmerzen, Ängstlichkeit und das Aufkommen von nervösen Schmetterlingen im Bauch klären.

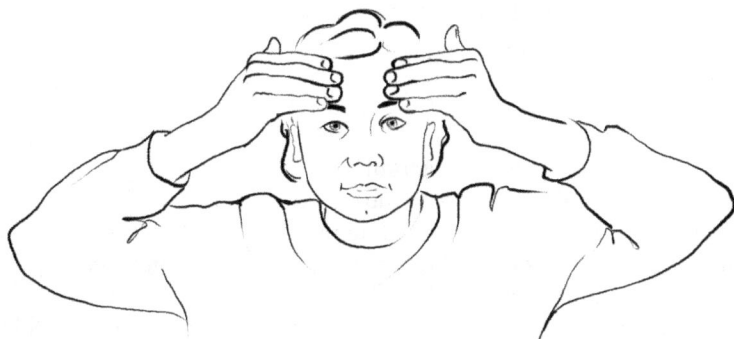

Beachte, ob du dich bei der Ausübung unter Druck ruhig fühlst oder dir Sorgen machst und leicht gestresst wirst (z. B. weil du eine Deadline einhalten oder einen Test ablegen musst).

Wie in der Abbildung gezeigt, lege deine Finger auf die Stirn zwischen dem Haaransatz und den Augenbrauen, knapp oberhalb der Augenmitte. Verwende gerade genug Druck, um die Haut straff zu ziehen.

Beachte wieder dein Niveau der Ruhe oder der Angst und wie du an Bereiche deines Lebens denkst, die Stress in der Vergangenheit hervorgebracht haben könnten.

Wirkung im alltäglichen Leben

Die positiven Punkte greifen auf den Frontallappen zu, um Stress aufgrund bestimmter Erinnerungen, Situationen, Personen, Orte und Fähigkeiten auszugleichen (Hast du jemals vergessen, wohin du fahren oder wen du anrufen wolltest?). Diese Punkte entspannen den Reflex zu handeln, ohne nachzudenken, wenn du unter Stress stehst.

Diese Aktivität verbessert:

- ✦ lautes Lesen
- ✦ Probleme lösen
- ✦ öffentliches Sprechen
- ✦ positive Energie
- ✦ Entscheidungen treffen
- ✦ organisatorische Fähigkeiten
- ✦ sportliche Leistung
- ✦ Termine einhalten
- ✦ neue Perspektiven
- ✦ Freigabe von Speicherblöcken
- ✦ Test- und Bühnenperformance
- ✦ Umgang mit Kritik/Ablehnung
- ✦ Führungspotenzial

Diese Punkte sind die neurovaskulären Gleichgewichtspunkte für den Magenmeridian. Menschen neigen dazu, Stress im Bauch zu halten, was zu Magenschmerzen und nervösen Magen führt, ein Muster, das oft in der frühen Kindheit etabliert wird. Die Positivpunkte bringen Blut vom Hypothalamus zu den Frontallappen, wo rationales Denken auftritt. Dies verhindert die ‚Kampf-oder-Flucht-oder-Einfrieren' Reaktion, sodass eine neue Reaktion für diese Situation gelernt werden kann.

Merke dir, wie du dich danach fühlst. Was hat sich geändert? Du kannst alle positiven Veränderungen verankern, indem du sie einfach bemerkst.

Vergewissere dich, dass du jede Veränderung bemerkst, ob groß oder klein. Du bist auf dem Weg zur Schaffung neuer Neuronen und Nervenbahnen.

Wenn Handlungen aus der ‚Fittes-Gehirn-Verbindung' stammen, werden die natürlichen Lernfähigkeiten des Einzelnen wiederbelebt, eine entspannte und positive Einstellung ist verfügbar und die Leistung wird mühelos.

Entfache deinen inneren Friedenswächter

von Bari McFarland

Fokussierung hilft, Ängste abzubauen. In meiner Praxis und meinem Leben erfahre ich, das Menschen glücklicher sind, wenn sie sich klar sind über ihre Bestimmung und ihre Ziele. Wir Menschen müssen spüren, dass wir etwas beitragen und dass das, was wir tun, von Wert ist. Baris Enthusiasmus, Menschen zu helfen, ihre Leidenschaft zu finden, ist berauschend.

Elke

„Ich bin sicher. Ich bin sicher. Ich bin sicher." Die Autos zischen auf der rutschigen Autobahn an mir vorbei. Ich kann nicht glauben, dass die Fahrer so schnell fahren, obwohl das Wetter so schlecht ist. Es ist dunkel, nass und kalt, und ich kann spüren, wie mein Angstpegel steigt, da ich weiß, dass jeden Moment jemand in mich hineinrutschen oder eine 360-Grad-Drehung vor mir machen kann und ich auf die Bremse treten muss.

„Ich bin sicher. Ich bin sicher. Ich bin sicher." Das ist mein Mantra während meiner langen Fahrt zur Arbeit.

Hallo. Mein Name ist Bari McFarland und ich bin eine Berufspendlerin. Ich mag große Städte und das geschäftige Treiben von all den Menschen nicht. Also beschloss ich, in einer kleineren Stadt zu leben, die über eine Stunde von meiner Arbeit entfernt ist. Hier sitze ich nun in meinem Auto, wie jeden Werktag morgens um 6.00 Uhr und bin auf dem Weg in die Stadt, zusammen mit tausend anderen Menschen. Darunter viele Menschen, die nicht verantwortungsvoll Autofahren können.

Das war mein Leben für Jahre. Ich stand um 5:00 Uhr auf, damit ich vor der Arbeit ins Fitnessstudio gehen konnte, fuhr die eineinhalb bis dreistündige Strecke zu einem Job, der mich aussaugte (mehr dazu später), und machte mich dann auf meinen langen Weg zurück nach Hause, nur um ausgehungert, gestresst und wütend anzukommen. Ich kam zur Tür herein und blickte auf Schuhe, Kleidung und eine Schultasche, die einfach in den Flur geschmissen wurden. Sofort rief ich meinem Sohn Cody, um ihn zu ermahnen, seine Sachen aufzuheben.

Erst als mein Ehemann Ken mich darauf hinwies, wurde mir bewusst, dass meine erste Interaktion mit ihm und Cody jeden Tag voller Wut, Frustration und negativer Energie war. Sie schliefen noch, wenn ich zur Arbeit fuhr, und wenn ich nach Hause kam, war das Erste, was ich tat, ein Rundumschlag gegen meine Familie.

Als Elke mich einlud, ein Kapitel zu diesem Buch beizusteuern, sagte ich sofort Ja. Ich hatte über einen langen Zeitraum täglich verschiedene Level und Formen von Angst erlebt. Nicht nur auf dem Hin- und Rückweg zur Arbeit, sondern auch in Meetings, weil ich hoffte, die Leute würden nicht herausfinden, dass ich nicht wirklich wusste, was ich tat. Aber ich hatte drei Dinge, die für mich sprachen: Ich wollte etwas gegen meine Angst tun, ich wusste, dass ich die Kraft dazu hatte, und schließlich fand ich eine Lösung, die meinen inneren Friedenswächter entfacht und mein Leben neu belebt hat. Jetzt möchte ich dir helfen, das Gleiche zu tun.

Seit meiner späten Jugend war ich an persönlicher Entwicklung interessiert und wollte wissen, warum ich die Dinge tat, die ich tat und dachte, was ich dachte. Ich habe früh gelernt, dass ich mächtig und der einzige Mensch bin, der meine Realität erschafft. Wenn es etwas in meinem Leben gab, das ich nicht mochte oder wollte, war es meine Verantwortung, es zu ändern. Das alles zu wissen, bedeutete nicht, dass alles einfach war. Im Gegenteil, ich war ständig in meinem Kopf und analysierte immer, was ich dachte und fühlte.

Als Ken mich darauf aufmerksam machte, dass ich eine durchgedrehte Person war, wenn ich von der Arbeit nach Hause kam, wollte ich wissen, warum. Ich fing an zu bemerken, was ich auf meiner Heimfahrt dachte. Ich hörte auf die Stimme in meinem Kopf, als ich das Haus betrat und das Durcheinander bemerkte. Ich war wütend. Ich war eifersüchtig. Hier war ich mit einem tollen Mann, einem tollen Kind, einem guten Job, und trotzdem war ich nicht glücklich. Ich musste viel Zeit mit dem Pendeln und der Arbeit verbringen, und mein Mann durfte zu Hause bleiben, seine Arbeit nach seinem Zeitplan erledigen, tagsüber ein Nickerchen machen und für Cody da sein, wenn er von der Schule nach Hause kam. Ich wollte etwas davon und ich brauchte Hilfe, um es zu bekommen.

Also ging ich zum Regal mit den Selbsthilfe-Büchern in der Buchhandlung, wo ich ein erstaunliches Buch mit dem Titel ‚The Passion Test: The Effortless Path to Discovering Your Destiny‘ von Janet Bray Attwood und Chris Attwood fand (nur in englischer Sprache erhältlich). Ich liebte es so sehr, dass ich ein Coach für die Passion-Test-Methode wurde. Andere zu unterrichten und die Prozesse selbst durchzugehen, hat mir geholfen, auf einer tieferen Ebene die Prinzipien des Gesetzes der Anziehung zu erlernen und wie wichtig es ist, sich darüber klarzuwerden, was man will.

Das Gesetz der Anziehung sagt uns, dass das, worüber wir nachdenken, beeinflusst, wie wir uns fühlen. Und wie wir uns fühlen, sendet eine Energie/ Schwingung aus, die in die Welt hinausgeht und das zurückspielt, was wie man selbst ist. Alles außerhalb von uns selbst wird zuerst in uns geschaffen.

Also, wenn ich nicht glücklich war, musste ich mich zuerst fragen, was mich glücklich machen würde, und es damit erschaffen.

Hier kommt der Passion-Test und die Formel, die ich täglich lebe und atme. Diese drei einfachen Worte zu verkörpern, hat dazu beigetragen, meine Angst zu reduzieren und ein Leben zu manifestieren, das ich mir vor fünf Jahren nicht hätte vorstellen können:

ABSICHT
AUFMERKSAMKEIT
KEINE SPANNUNG

Absicht

Das ist das ,Was'. Was willst du? Wie sieht es aus, wie fühlt es sich an, wie schmeckt es, wenn man sein Leben voll auslebt? Der erste Schritt bei der Schaffung der Art von Leben, das du willst, ist, dir wirklich klar zu sein über das ,Was'. Wenn du nicht weißt, was du willst, wie willst du es manifestieren?

Ich erinnere mich an eines der ersten Male, als ich dieses Prinzip während meiner Fahrt in die Praxis umsetzte. Ich bin eine Unterhaltung durchgegangen, die ich mit einer Kollegin bei der Arbeit geführt hatte. Ich hatte sie ein paar Jahre lang nicht mehr gesehen und eines Tages traf ich sie plötzlich im Foyer. Sie fragte mich, wie es mir geht und ob ich meine neue Arbeit genieße. Ich erinnere mich zu ihr gesagt zu haben: „Es geht mir großartig, ich liebe meinen Job!" Ich ging zurück in mein Büro und dachte: „Was? Nein, tue ich nicht." In der Tat hasste ich ihn. Ich war in einer Führungsposition für einen Bereich tätig, in dem ich keine Erfahrung oder Ausbildung hatte. Es gab Menschen, die mir zuarbeiteten, bei denen ich das Gefühl hatte, dass sie viel mehr wussten als ich.

Also setzte ich jeden Tag nach dem Aufwachen eine Maske auf. Die Maske verdeckte die Tatsache, dass ich keinen Universitätsabschluss hatte und jemand es herausfinden könnte. Die Maske schilderte eine glückliche, ich-kann-alles-Art von Haltung. Die Maske verdeckte das wahre Ich und das wirkliche Leben, das ich wollte. Ich wusste nicht, was das war, weil ich mir nicht gestattete, darüber nachzudenken. Das Einzige, was die Maske nicht verdecken konnte, war die Angst, die permanent in mir aufstieg.

Nachdem ich es laut ausgesprochen hatte, wie sehr ich meine Arbeit hasste, fügte ich hinzu: „Ich hasse das Pendeln. Ich hasse es, um 5 Uhr morgens aufzustehen und erst um 19 Uhr nach Hause zu kommen." Ich dachte, okay, wenn ich das nicht will, was will ich dann? Meine Antwort: „Ich möchte in der Nähe arbeiten, ich möchte mit meiner Familie essen, ich möchte eine Arbeit, die ich liebe, ich will am Wasser leben."

Stell dir jetzt ein Auto vor, das 100 Kilometer pro Stunde fährt, und höre, wie es quietschend zum Stehen kommt. Das war das Geräusch, das ich in meinem Kopf hörte, als ich versuchte herauszufinden, wie ich meine Wünsche umsetzen könnte. Negative Glaubenssätze manifestierten sich, wie „Es gibt keine guten Jobs in meiner Stadt, ich kann nicht aufhören zu arbeiten, wir brauchen das Geld, und wir können uns kein Haus am Wasser leisten." Kein Wunder, dass ich mich nie gefragt habe, was ich wollte. In meinen Gedanken gab es keine Möglichkeit, irgendetwas davon zu haben.

Dann erinnerte ich mich an etwas, das ich im Passion-Test gelesen hatte. Uns darüber Gedanken zu machen, wie es passieren wird, steht dem im Weg, was wir uns wünschen. Also müssen wir das ‚Wie' beiseitelegen und klarstellen, was das ‚Was' ist. Mach dir keine Sorgen, über das ‚Wie'. Vertraue mir. So sehr ich an das Gesetz der Anziehung glaube, glaube ich auch, dass wir etwas unternehmen müssen und nicht herumsitzen und Däumchen drehen. Das ‚Wie' kommt später und ich werde darüber reden, aber zuerst, lass uns klarwerden über das ‚Was'.

Ich empfehle dir dringend, dir den Passion-Test zu besorgen und dich selbst den Übungen zu unterziehen, die Janet und Chris vorstellen. Leider ist das Buch nicht in deutscher Sprache erhältlich, aber mithilfe der Übersetzungsprogramme kommst du bestimmt mit einer englischen Ausgabe zurecht. In der Zwischenzeit habe ich eine Übung erstellt, um dir dabei zu helfen, Klärung zu finden und deinen inneren Friedenswächter zu entzünden.

Übung: Ein Traumbuch erstellen

Ich spreche nicht über die Träume, die dir erscheinen, wenn du schläfst. Ich spreche über die, die du erschaffst, wenn du wach bist. Jetzt schnapp dir einfach ein leeres Blatt Papier. Wenn du jedoch ein Notizbuch zur Hand hast, dass du zu diesem Zweck nutzen kannst, wäre das die bessere Option.[12] Wähle als nächstes einen Stift, der bequem in der Hand liegt und über die Seite gleitet. Es gibt etwas bei handschriftlichen Notizen, die das Gehirn mit dem, was du geschrieben hast, verbindet. Handschriftlich zu schreiben hilft, deine Gedanken zu klären, hält sie fest und macht es leichter, sie später herauszuziehen, wenn du dich nicht erinnern kannst, was du wolltest.

Ich begann mein Traumbuch mit ‚Träume werden für mich und dich wahr.' Der ‚du'-Teil bezieht sich auf mein inneres Kind oder meinen inneren Geist. Vielleicht möchtest du mit deinem Lieblingszitat anfangen oder etwas anderem, das dich inspiriert und dir einen Wohlfühlmoment gibt. Wenn dir gerade nichts einfällt, lass Platz und füge es später hinzu.

Schreibe in der nächsten Zeile den Satz ‚Ich bin …'. Die Aussage ‚Ich bin' bringt uns in die Energie des Hier und Jetzt, und weil unser Gehirn keine Fakten aus der Fiktion kennt, ist die Botschaft, die unser Körper erhält, dass das, was wir wollen, bereits geschehen ist. Es gibt uns ein gutes Gefühl. Wenn wir sagen: ‚Ich will' oder ‚Ich wünsche', hat es die Tendenz, uns das Gefühl zu geben, dass das, was wir wollen, außerhalb der Reichweite liegt. Unser Gehirn denkt dann an alle Gründe, warum es nicht passieren wird, und dies erzeugt eine niedrigere Schwingung. Ergibt das Sinn? Lass uns anfangen!

---

12 The Artist's Reply hat ein schönes Exemplar, das du kaufen kannst. Mehr dazu am Ende des Buches

Stell dir vor, du hast einen Zauberstab und du kannst alles tun, sein und haben, was du willst. Denk an all die verschiedenen Bereiche deines Lebens: deine Karriere, Beziehungen, Hobbys, wie du dich fühlen möchtest, deine Gesundheit usw. Beende die Aussage ‚Ich bin‘ mit den passenden Aussagen. Hier sind einige meiner Beispiele.

✦ Ich bin in einer liebevollen, intimen Beziehung zu meinem Mann.

✦ Ich genieße eine enge Beziehung zu meinem Sohn.

✦ Ich lebe in einem schönen Zuhause am Wasser.

✦ Ich fühle mich sicher, bin glücklich und genieße das Leben.

✦ Ich vertraue darauf, wo ich bin, wo ich sein soll.

✦ Ich helfe anderen, ein freudvolleres Leben zu führen.

Der wichtigste Teil ist, sich gut zu fühlen. Du willst, was du geschrieben hast, um eine hohe Schwingung zu erzeugen. Wenn du dich nicht gut fühlst, ändere die Aussage. Zum Beispiel, wenn deine Beziehung von Übergriffigkeit geprägt ist und du geschrieben hast ‚Ich bin in einer liebevollen, respektvollen Beziehung‘, aber gerade jetzt kannst du nicht sehen, wie das möglich ist, schreibst du es nicht. An diesem Punkt kann es sein, dass ‚Ich bin verabredet‘, ‚Ich fühle mich geliebt‘ oder ‚Ich habe einen ruhigen Tag für mich‘ das sein kann, was dir ein Wohlgefühl gibt. Dies erzeugt nicht nur eine höhere Vibrationsstufe, sondern versetzt dich in die Stimmung, etwas zu tun. Was uns zum zweiten Teil der Formel bringt, Aufmerksamkeit.

Aufmerksamkeit

Worauf lenkst du deine Aufmerksamkeit? Der Passion-Test spricht über zwei Aspekte der Aufmerksamkeit, aber ich füge einen dritten hinzu. Es sind:

a. Über was denkst du nach?

b. Welche Aktionen machst du?

c. In welcher ‚Angelegenheit‘ bist du unterwegs?

Das ist, wenn ‚Ich weiß, was ich will, was nun?‘ zu ‚Wie wird es passieren‘ wird.

Beginnen wir mit a) Woran denkst du?

Wenn du in einer liebevollen Beziehung sein willst, aber du nur daran denkst, dass es keine guten Männer/Frauen gibt, Verabredungen schwierig sind, du keine Zeit hast, etc., dann wirst du das manifestieren und du wirst niemals die notwendigen Schritte unternehmen, um jemanden zu treffen. Macht das Sinn?

Beobachte auch, wofür du deine Aufmerksamkeit aufbringst. Als ich darüber nachdachte, dass ich am Wasser leben und in der Nähe arbeiten möchte und mich sagen hörte: „Das kannst du dir nicht leisten" oder „Es gibt hier keine guten Jobs", erinnerte ich mich an diesen Teil der Formel. Ich wusste, dass es meine Aufgabe war, klarzuwerden und mich auf das zu konzentrieren, was ich wollte, anstatt auf das, was ich nicht wollte.

Erst da begannen sich die Gedankengänge zu klären und erlaubten mir, b) Maßnahmen zu ergreifen. Ich erinnerte mich, dass meine Mutter in unseren regelmäßigen Telefonaten am Sonntagmorgen das Cottage meines Stief-vaters erwähnt hatte, das an einem See nördlich von uns zum Verkauf stand. Sie fragte, ob wir es gerne anschauen würden. Ich hätte einfach nein sagen können. Denk daran, ich kann es mir nicht leisten, am Wasser zu leben. Aber etwas in mir sagte: „Okay, lass uns einfach offen dafür sein." Um es kurz zu machen, wir haben es angesehen und gekauft.

Und das ist nicht das Ende der Geschichte. Ein paar Monate später unter-hielt ich mich mit meinem Chef über den Stress, den ich durch das Pendeln verspürte, und dass ich mich für einen Job in der Nähe bewerben wollte. Er schlug mir vor, ein paar Tage die Woche von zu Hause aus zu arbeiten. Was? Ich hatte nicht einmal daran gedacht, dass dies eine Option sein könnte.

Was mich zu c) bringt: sich um meine eigenen ‚Angelegenheiten' zu kümmern. Byron Katie, eine meiner Mentorinnen, definiert drei Arten von Angelegenheiten:

+ Deine Angelegenheit – was du denkst, sagst und tust

+ Meine Angelegenheit – was ich denke, sage und tue

+ Gottes Angelegenheit – all die Dinge, die du nicht kontrollieren kannst, wie das Wetter

Als ich mich fragte, was andere Leute denken würden, war das die Ange-legenheit anderer Leute. Nun sagt Bryon Katie, wenn du dich um Angelegen-heiten anderer kümmerst, kannst du dich nicht um deine eigenen kümmern. So konzentrierte ich mich auf meine Angelegenheiten und sagte mir, ich würde wahrscheinlich mehr Arbeit im Homeoffice schaffen als im Büro, ohne all die Unterbrechungen. Und genau das ist passiert.

Ehe ich mich versah, wachte ich vier Tage die Woche ohne das Klingeln des Weckers auf, lebte am Wasser und pendelte drei Tage in die Stadt. Ich hätte es nie für möglich gehalten. Genau hier muss ich sagen, dass ich in meinem Herzen und meiner Seele geglaubt habe, dass das, was ich auf dieser Liste wollte, geschehen würde, ich wusste nur nicht wie und wann. Ich wusste einfach, dass ich mir bewusstmachen musste, was ich wollte, mich darauf konzentrieren und loslassen. Ja, loslassen, das gehört zum ‚Keine Spannung'-Teil der Formel.

Keine Spannung

Dieser Teil ist manchmal der härteste. Loslassen. Von diesem Ort der Ruhe und des Friedens kommend, wird der Ort des Wissens, das, was du willst (all jene Dinge, die du in deinem Traumbuch aufgelistet hast) auftauchen, du weißt vielleicht nicht wie oder wann. Keine Spannung bedeutet, offen zu sein für das, was in deinem Leben auftaucht, und die Zeiten, in denen es nicht klappt, zu nutzen, um dir klarzumachen, was du willst.

Ich denke an die Zeit zurück, als ich zum ersten Mal als Passion-Test-Coach tätig war. Ich arbeitete Vollzeit und pendelte immer noch drei Tage die Woche in die Stadt. Ich hatte mich entschlossen, mein Coaching-Angebot zu beginnen und wollte es bis zu meiner Pensionierung in Teilzeit machen. Ich erinnere mich, dass ich extrem gestresst war. Jeden Tag wurden mir neue Verantwortungen übertragen. Jeden Abend ging ich zu Bett und fragte mich: „Was zum Teufel tue ich da?" Ich hatte dieses Gespräch in meinem Kopf:

„Was ist deine Absicht?"

„Menschen helfen, ihre Leidenschaft zu entdecken."

„Glaubst du, dass das passieren wird?"

„Ja."

„Worauf richtest du deine Aufmerksamkeit? Konzentrierst du dich auf das, was du willst und tust du etwas?"

„Ja. Ich denke positiv und darüber nach, was ich will, visualiere und fühle es in meinem Körper, als ob ich es bereits hätte, und ich handle. Ich tue alles, was mir einfällt, um mein Coaching-Angebot voranzubringen und meinen Vollzeitjob zu managen."

„Okay, Bari, dann lass los (der Teil ohne Spannung). Sei offen dafür, dass das ‚Wie' und ‚Was' ihren Weg finden werden."

Als ich mich selbst davon überzeugte loszulassen, spürte ich, wie der Stress meinen Körper verließ. Ich ging schlafen und als ich aufwachte, war etwas Wunderbares passiert. Ist dir das schon einmal passiert? Wenn du dir erlaubst, auf dich zu vertrauen, du selbst zu sein, klappt es irgendwie.

Es ist verrückt, über mein Leben nachzudenken, es mit dem zu vergleichen, wie es vor fünf Jahren war. Alles auf meiner Liste ist Wirklichkeit geworden. Ich wache ohne Wecker auf, lebe auf einem wunderschönen fünfundvierzig Hektar großen Grundstück am Wasser. Ich arbeite von zu Hause aus und tue das, was ich liebe, indem ich anderen helfe, sich tiefer mit ihrem wahren Selbst zu verbinden und ein freudvolleres Leben zu führen. Ich bin heute mehr denn je in meinen Mann verliebt, weil ich mich mehr liebe. Mein Sohn und ich sind heute mehr verbunden, weil ich mehr mit mir selbst verbunden bin. Wenn meine Angst auftaucht (was sie tut), umarme ich sie, anstatt sie abzuwehren und sie für mich und nicht gegen mich arbeiten zu lassen.

Zum Abschluss dieses Kapitels möchte ich dich einladen, deinen Gedanken nachzuspüren, wenn du ängstlich bist. Nutze sie als ein Signal innezuhalten, in dich zu gehen und zu erfassen, was du fühlst. Frage dich, denkst du eher darüber nach, was passieren könnte, als darüber, was du dir wünschst? Verwende die Formel ,Absicht, Aufmerksamkeit, keine Spannung', um dich wieder auf den richtigen Weg zu bringen. Halte dein Traumbuch griffbereit, lies jeden Tag darin und spüre deine Träume in deinem Körper, als wären sie bereits erfüllt. Wenn etwas passiert, was du dir nicht wünschst, kehre es um in das, was du dir wünschst, und füge es deiner Liste hinzu. Denke daran, dass wir alles, was außerhalb von uns ist, zuerst in unserem Inneren erschaffen.

Von meinem Herzen zu deinem. Mögest du dich lieben und alle umarmen, und dein Leben authentisch, vollständig und sinnvoll leben.

Die Kraft der Verbundenheit

von Suzanne Witt-Foley

Suzanne kennt sich mit dem Thema Verbundenheit sehr gut aus und beschreibt es sehr anschaulich. Wenn wir uns getrennt fühlen, leiden wir. Ob wir den ‚Kurs der Wunder', Buddhismus oder irgendeine Art von Spiritualität praktizieren, wir sind ‚Herdentiere' und sollten in Gruppen/Gemeinschaften /Stämmen leben. Wir müssen wissen, dass wir irgendwo zugehörig sind.

Elke

Dominikanische Republik – Missionsreise 2010

Während wir durch die Schlaglöcher eines staubigen Feldwegs rumpelten und die Sonne auf uns niederbrannte, dachte ich darüber nach, wie ich mich auf die Erfahrung vorbereiten sollte, die ich zusammen mit zwanzig anderen Freiwilligen haben würde, als sich dieser erste Tag in der Dominikanischen Republik zu entfalten begann. Wir saßen hinten in einem offenen Bus, dicht gedrängt wie die Sardinen in der Dose neben Hockeytaschen voll mit Schuhen, Medizin und Hygieneprodukten.

Wir waren auf dem Weg in abgelegene und isolierte Flüchtlingsdörfer, in denen Menschen aus Haiti Zuflucht gefunden hatten. Haitianische Flüchtlinge, die in der Dominikanischen Republik leben, gehören zu den am stärksten von Armut betroffenen Menschen auf der Welt. Ihre Häuser sind im Wesentlichen Dreckbodenhütten aus Wellblech, das die Wände und Dächer bildet. Die Menschen leben sprichwörtlich von der Hand in den Mund und wissen oft nicht, woher ihre nächste Mahlzeit kommt oder wann. Haitianische Flüchtlinge dürfen nicht arbeiten und ihre Kinder dürfen keine Schule besuchen, es sei denn, ihre Eltern können dafür bezahlen, wozu nur wenige in der Lage sind. Die Menschen in diesen Dörfern verlassen sich auf freiwillige Hilfsgruppen wie ‚Dominican Crossroads', die Missionsgruppe, mit der ich reise bin, um ihnen die Grundbedürfnisse für ihr Überleben zu bringen: Nahrung, Kleidung und medizinische Grundversorgung.

Als wir auf dem Weg zu unserer ersten Haltestelle im Bus durchgeschüttelt wurden, dachte ich über die Auswirkungen solch schwierigen Lebensumstände auf die Menschen nach. Angesichts meiner langjährigen

Erfahrung auf dem Gebiet der psychischen Gesundheit und Sucht war mir bewusst, dass Armut und psychische Erkrankungen oft Hand in Hand gehen können und der Substanzgebrauch manchmal die einzige Flucht oder vorübergehende Befreiung vom unerbittlichen Kampf ums Überleben sein kann. Ich erwartete Hoffnungslosigkeit, Verzweiflung und Ausweglosigkeit. Ich erwartete, dass Menschen von Krankheiten und Sucht heimgesucht wurden.

Ich hätte nicht mehr überrascht sein können. Als wir in die erste Gemeinde fuhren und der Bus zum Stehen kam, rannten Kinder auf uns zu. Sie hüpften die Straße hinunter und grinsten mit einem spürbaren Gefühl der Freude von Ohr und Ohr. Als wir den Bus entluden, umkreisten sie uns, streckten die Hand aus und nannten uns, obwohl sie unsere Sprache nicht konnten, ‚Freund'.

Im Laufe der Woche, als wir ein Dorf nach dem anderen besuchten, wurde mir klar, dass mein Modell für psychische Gesundheit nicht zu diesen Umständen passte. Anstelle von Hilflosigkeit war hier ein starkes Gefühl von Gemeinschaft, Verbundenheit und Hoffnung, das in das tägliche Leben eingewoben war. Jeder kümmerte sich seine Mitmenschen. Eltern, Großeltern, Teenager und ältere Kinder kümmerten sich um die Kleinsten und umeinander. Keiner wurde zurückgelassen. Jede Tür war offen.

Ein Bonbon

Eines Tages, nachdem wir unsere ‚Waren' alle verteilt hatten, suchte ich nach etwas, das ich dem kleinen Mädchen geben konnte, das uns ein paar Meter begleitet hatte. In den Tiefen meines Rucksackes fand ich ein eingewickeltes Bonbon. Als ich ihr das Bonbon reichte, leuchtete ihr Gesicht auf. Sie wickelte es aus, legte es zwischen ihre Zähne, zerbiss es und fing die Bruchstücke mit der Hand auf. Das Bonbon war in viele kleine Stücke zerbrochen. Sie wandte sich an ihre Freunde und gab jedem von ihnen eines der kleinen Bruchstücke.

Immer wieder habe ich unglaubliche Handlungen der Güte, des Teilens, der Fürsorge und der Liebe erlebt. Immer wieder blieb ich von dem starken Kontrast zwischen dem, was ich zu sehen erwartete, und dem, was ich erlebte, hängen.

Eines Tages sprach ich mit unserem Fahrer über die Arbeit, die ich zu Hause mache. Ich sprach über die Häufigkeit von psychischen Erkrankungen und die zunehmende Besorgnis über die Eskalation von psychischen Problemen und Süchten. Er schien überrascht zu sein. „Wir sehen hier in diesen Dörfern nicht wirklich viele mentale Erkrankungen. Ich kenne sehr wenige Menschen, die mit Depressionen oder Angstzuständen zu kämpfen haben. Und tatsächlich haben wir praktisch keine Suchtproblematiken."

Warum erlebten diese benachteiligten Menschen, die aufgrund politischer Konflikte und Verarmung an den Rand der menschlichen Zivilisation gestoßen wurden, nicht den enormen Stress auf die menschliche Psyche, der so unvermeidbar erscheint? Diese Missionsreise war für mich der Beginn einer Reise zu einem neuen Verständnis von mentaler Gesundheit, der starken schützenden

Wirkung von Verbundenheit, Inklusion und Beziehungen und wie ein Gefühl von Hoffnung, Zugehörigkeit und Gemeinschaft zum Wohlbefinden beiträgt. Wenn ich auf Konferenzen oder in Workshops spreche, fange ich oft damit an, das Publikum zu bitten, über die Welt nachzudenken, in der wir leben. Ich frage die Teilnehmenden, wie sich die Art, wie wir heute leben, im Vergleich zu ihrer Kindheit verändert hat.

Die Teilnehmenden kommentieren die vielen Facetten, wie sich unsere ‚Kultur' verändert hat. Mehr Frauen sind in die Arbeitswelt eingetreten und haben dadurch einen Bedarf an Kindertagesstätten geschaffen. Die Leute arbeiten länger. Patchworkfamilien und Alleinerziehende sind weit verbreitet. Die Familien sind kleiner, ihre Häuser aber größer.

Die Leute kommentieren auch, wie sich die Kindheit verändert hat. Außerhalb der Schulzeit sind junge Menschen seltener damit beschäftigt, ihre körperliche Welt mit anderen zu erkunden und bleiben häufiger zu Hause, allein vor einem Bildschirm sitzend. In der Tat hat die Technologie einen bedeutenden Einfluss darauf, wie sich unser tägliches Leben darstellt. Vor hundert Jahren hatten nur acht Prozent der Haushalte ein Telefon. Heute haben achtzig Prozent der Haushalte Internetzugang. Sogar in den letzten fünf bis zehn Jahren hat die Technologie die Art und Weise erneut verändert, wie wir uns in Verbindung setzen, kommunizieren und miteinander verbinden.

Wir sind sozialer abgekoppelt und isoliert und haben weniger Mensch-zu-Mensch-Kontakt. Wir haben mehr elektronische Verbindungen und weniger menschliche Berührungsverbindungen.

Wir sehen eine beispiellose Geschwindigkeit der Veränderung in der Geschichte der Menschheit. Wir haben im letzten Jahrhundert schnellere Veränderungen erlebt als in jedem anderen Jahrhundert in der Geschichte der menschlichen Existenz.

Ich würde sagen, dass wir wahrscheinlich in diesem letzten Jahrzehnt mehr Veränderungen erlebt haben als in jedem anderen Jahrzehnt menschlicher Existenz.

Eine Schwierigkeit ist die Geschwindigkeit dieser Veränderung im Verhältnis zu unserer menschlichen Evolution. Viele von uns glauben vielleicht, dass wir uns an die sich rasch wandelnde Kultur anpassen können, in der wir leben. Allerdings ist die Evolution der Grund, warum wir nicht in der Lage sind, uns anzupassen und zu gedeihen.

Wir können uns nicht kurzfristig anpassen, weil die Evolution Generationen benötigt, um lebende Organismen zu optimieren und sie an eine bestimmte Umgebung anzupassen. Wir lebten über 200.000 Jahre als Jäger und Sammler. Menschen sind für diesen Lebensstil hoch entwickelt, weil sich unser Gehirn und unser Körper von Generation zu Generation an diese Umgebung angepasst haben, um unser Überleben zu sichern. Aber wir leben heute in einer Kultur, die nie weiter entfernt von diesem Lebensstil war.

Ich denke, dass es noch zwei treibende Kräfte in uns allen gibt, ein Geschenk dieser historischen Lebensweise: der Antrieb zum Überleben und das Bedürfnis nach Verbindung.

Die Schaltkreise des menschlichen Gehirns sind fein abgestimmt und optimiert für das Überleben. Unsere ‚Kampf-oder-Flucht'-Angstreaktion und unser Stressreaktionssystem wurde entwickelt, um sich jedes Mal einzuschalten, wenn wir das Gefühl haben, dass unser Überleben bedroht ist. Stell dir vor, an einem Lagerfeuer einer Höhle zu sitzen, als plötzlich ein Säbelzahntiger eindringt. Sofort startet die Angst- oder Stressreaktion, um das Überleben zu unterstützen. Adrenalin und andere Stresshormone schießen in deinen Blutkreislauf ein. Das Herz beginnt zu rasen; der Blutdruck schnellt in die Höhe, Sauerstoff und Nährstoffe zu den Muskeln pumpend, um dich für Kampf oder Flucht zu stärken. Die Verdauung verlangsamt sich; der ‚Brontosaurus Burger' in deinem Bauch kann warten. Dein Immunsystem fährt herunter. Du brauchst es im Moment nicht, um eine gefürchtete Krankheit zu bekämpfen. Du brauchst alle Energiequellen, um dich am Leben zu erhalten, um zu kämpfen oder zu fliehen.

Das könnte die Geschichten erklären, die wir manchmal über heroische Stärke hören. Wir lesen in den Nachrichten: ‚Mann hebt Auto von eingequetschter Person'. Dies sollte menschlich nicht möglich sein, aber es kann das Ergebnis der übermenschlichen Stärke sein, die die ‚Kampf- oder-Flucht'-Reaktion liefern kann.

Das funktioniert alles sehr gut, wenn unsere Lebensstile nur die gelegentlichen Säbelzahntigerattacken beinhalten. Was uns die Wissenschaft jedoch offenbart hat, ist, dass die Kultur, in der wir heute leben, diese Überlebensmechanismen chronisch und toxisch einschaltet. Unter diesem ständigen Beschuss kalibriert sich das System ständig neu und der Stress wird toxisch. Dies könnte die Ursache für chronische Krankheiten wie Diabetes, Krebs und Herzkrankheiten sein, aber auch für psychische Erkrankungen wie Angstzustände, Depressionen, Posttraumatische Belastungsstörung (PTBS) und Sucht.

Die meisten von uns sind in der Lage, kurzfristigen Stress zu bewältigen und zu verarbeiten. In der Tat können wir ein ordentliches Stück davon händeln. Aber wenn wir Tag und Nacht an unserem Stress festhalten oder nur eine kurze Pause von unserem Stress einlegen können, wird er schließlich zum Mittelpunkt unseres Lebens. Es wird uns quälende Schmerzen verursachen, und alle anderen Aspekte des Lebens, die uns Freude und Sinn bringen, werden unwichtig.

Betrachten wir nun unsere Überlebensreaktion. Wie lebten wir als Jäger/Sammler? Waren wir allein im Wald? Natürlich nicht. Wir lebten in Gruppen oder Stämmen. Menschen waren zum Überleben aufeinander angewiesen.

Wir sind schlecht ausgestattet, um ganz allein überleben zu können. Wir haben keine scharfen Krallen wie ein Bär, keine Reißzähne wie ein Wolf oder die Anmut und Schnelligkeit eines Hirsches. Keine Federkiele, kein Fell, nicht einmal ein stinkendes Sekret, das wir absondern könnten. Als Menschen haben wir diese 200.000 Jahre nur deshalb überlebt, weil wir zusammengeblieben sind. Weil die Gruppe uns Sicherheit gab. Wir sorgten uns umeinander und beschützten uns gegenseitig, um unser Überleben zu sichern.

Wenn wir uns als Teil der Gruppe mit ihr verbunden und einbezogen fühlen, registriert unser Gehirn, dass wir sicher sind. Wenn wir uns sicher fühlen, bringt uns das aus der Stressreaktion heraus. Menschen sind soziale Tiere – unser Gehirn ist entsprechend verdrahtet, um das Überleben zu sichern. Wir fühlen uns in Sicherheit und Geborgenheit, wenn wir uns verbunden fühlen, genährt, einbezogen, wenn wir Menschen haben, für die wir sorgen und Menschen, die sich um uns sorgen, wenn wir das Gefühl haben, dass wir zu einem Clan oder Stamm gehören.

Wir erkennen diese treibende Kraft und die Bedeutung unseres sozialen Wohlergehens als Beitrag zu unserer allgemeinen Gesundheit. Vor kurzem hatte ich die Gelegenheit, Matt Lieberman sprechen zu hören, einen sozialen Neurowissenschaftler von der Universität von Kalifornien, Los Angeles (UCLA).[13] Er stellte die Frage: „Was sind ein oder zwei der schmerzlichsten Erfahrungen deines Lebens?"

Denk darüber nach. Beantworte die Frage in deinem Kopf. Einige von euch denken vielleicht an ein gebrochenes Bein, einen Sturz oder die Wehen bei einer Geburt. Andere denken vielleicht an den Verlust eines geliebten Menschen, an eine Trennung oder Scheidung oder vielleicht eine Art öffentliche Demütigung, wie zum Beispiel Konkurs anzumelden.

Einigen von euch mag ein körperlicher Schmerz in den Sinn gekommen sein; anderen ein sozialer Schmerz. Schmerz signalisiert uns, aufmerksam zu sein; er sagt uns, dass es eine Bedrohung für unser Überleben gibt. Was wir jetzt wissen, ist, dass soziale Schmerzen ebenso wie körperliche Schmerzen die Stressreaktion auslösen. Wir neigen dazu zu glauben, dass soziale und körperliche Schmerzen unterschiedlich sind, aber in unseren Gehirnen unterscheiden sie sich nicht. Sozialer Schmerz und körperlicher Schmerz aktivieren beide den gleichen Bereich des Gehirns (Anteriore Cinguläre Cortex). Beide signalisieren eine Bedrohung für das Überleben. Unsere sozialen Bindungen funktionieren im Huckepack mit dem körperlichen Schmerzsystem.

Wenn wir Menschen auffordern, ihre Top-10-Ängste aufzulisten, fallen die Ergebnisse in drei Kategorien: physische Schäden oder Tod (Überlebensbedrohung), Tod oder Verlust des geliebten Menschen (Bedrohung der Isolation bedeutet Bedrohung des Überlebens) und öffentliches Sprechen.

Wovor haben wir Angst, wenn wir in der Öffentlichkeit sprechen? Wir haben Angst vor Ablehnung, weil Ablehnung schmerzt. Viele von uns erleben klassische ,Kampf-oder-Flucht'-Empfindungen, bevor sie eine Rede halten oder in der Öffentlichkeit sprechen: Herzrasen, Schwitzen, schnelles Atmen, Übelkeit, mehrere Male ins Badezimmer rennen – all das sind Anzeichen von Angst. Ablehnung ist eine wahrgenommene Bedrohung für unser Überleben.

---

13 Mathew Dylan Lieberman, PhD, ist ein mehrfach für seine Arbeit ausgezeichneter Professor und Forschungsleiter für soziale kognitive Neurowissenschaften an der UCLA-Abteilung für Psychologie, Psychiatrie und Biologische Verhaltensforschung. Er erforscht die neuronalen Grundlagen von sozialer Kognition und sozialer Erfahrung, mit besonderem Schwerpunkt auf den neuralen Grundlagen von Emotionsregulation, Überzeugung, sozialer Ablehnung, Selbsterkenntnis, Theorie des Geistes und Fairness.

Ist öffentliches Sprechen eine echte Bedrohung für unsere Lebensdauer? Vielleicht nicht, aber versuche, unser primitives Gehirn zu überzeugen, unter solchem Stress der Vernunft zuzuhören. Diese Konzepte helfen uns, die Macht von Mobbing, Diskriminierung, Rassismus und Stigma zu verstehen. Wir alle haben das Bedürfnis, dazugehören zu wollen. Anzeichen dafür, dass wir gemocht, bewundert, geliebt, fair behandelt und gelobt werden, sind allesamt Zeichen dafür, dass wir dazugehören.

Lass uns über Angst sprechen. Was ist Angst? Angst ist Furcht. Es ist zukunftsorientierte Furcht. Angststörung ist im Wesentlichen eine Situation, in der die Kampf-oder-Flucht-Reaktion ‚rekalibriert' und ‚dysreguliert' wurde, und ‚Kampf-oder-Flucht' wird zu einem solchen Grad ausgelöst, dass sie anfängt, die Fähigkeit einer Person zu beeinträchtigen, von Tag zu Tag zu funktionieren, zu arbeiten, zur Schule gehen und gesunde Beziehungen zu pflegen. Der Trick, Angstzustände zu bewältigen, besteht darin, eine Reihe von Strategien zu finden, die dazu beitragen, Stressreaktionen zu verringern und dem Gehirn dabei zu helfen, zu erkennen, dass es Sicherheit statt Bedrohung gibt.

Wir leben in einer Kultur, in der es zu einem bedrohlichen Anstieg von Individualismus und Isolation gekommen ist. In der gesamten Geschichte der Menschheit konnten wir den Wert unserer Verbundenheit als selbstverständlich betrachten, weil sie einfach in unsere Lebensweise eingebaut war. Heute müssen wir Wege finden, uns bewusst miteinander zu verbinden, um unser Sicherheitsgefühl zu bewahren und unsere Gesundheit und unser Wohlbefinden zu schützen. Wie können wir das erreichen?

Lösungen finden

Michael Lambert, Professor für Psychologie an der Brigham-Young-Universität, überprüfte die Forschungsergebnisse von vierzig Jahren, um die Elemente der Therapie zu identifizieren, die einen Menschen von einem Ort des Kampfes zu einem Ort des Wohlbefindens bringen.[14] Worum geht es bei der Therapie, fragt er, was hilft einer Person auf dem Weg zur Genesung?

Lambert fand heraus, dass mehr als siebzig Prozent von ‚was funktioniert' zwischenmenschlicher Natur ist. Beziehungen, Verbundenheit und Zugehörigkeit fördern ein Gefühl der Sicherheit und beruhigen das Gehirn. Wie können wir das auf unser tägliches Leben anwenden?

Die Menschen, die ich getroffen habe, die ihre mentale Gesundheit am effektivsten managen, haben ein solides Unterstützungssystem für sich selbst aufgebaut. Ihr Unterstützungssystem umfasst Familienmitglieder, Freunde, Selbsthilfegruppen, Therapie und Gemeinschaften. Sie sind auch verbunden mit und beteiligt an ihren Gemeinschaften und sind Mitglieder in Sportvereinen, Buchclubs und Bridgeclubs. Sie sind ehrenamtlich aktiv in ihren Glaubensgemeinschaften, Altenheimen oder im Bereich der psychischen Gesundheit selbst. Sie haben Orte gefunden, mit denen sie sich verbunden

---

14 Michael J. Lambert, PhD, ist auf Stimmungsmessung und Verhaltensänderung spezialisiert. Er hat mehrere Bücher über Methodik für klinische Psychologen verfasst oder mitverfasst.

fühlen und ein Gefühl der Zugehörigkeit haben, und sie haben Gelegenheiten gefunden, sich um andere zu kümmern und sie zu unterstützen. Auf die Gefahr hin, mich zu wiederholen, aber so sind wir nun einmal aufgebaut. Wenn wir die Möglichkeit haben, uns umeinander zu kümmern, können wir ein Gefühl von Sicherheit und Wohlbefinden fördern.

Tipps zur Vertiefung unserer Verbindungen

Obwohl es viele effektive Strategien zur Behandlung von Angstzuständen gibt, konzentrieren wir uns auf Strategien, die Verbundenheit und Beziehungen anwenden, um die Stressreaktion zu mildern und unser Gefühl für Sicherheit zu verbessern.

1. Erstelle eine Liste von Personen in deinem engsten Umfeld, die dich lieben und unterstützen. Es kann einen Lebensgefährten, Eltern, Geschwister oder andere Verwandte und enge Freunde oder Kollegen einschließen. Denk an deine Vergangenheit und schließe Menschen ein, die für dich da waren (oder du für sie). Beachte, dass du dich möglicherweise mittlerweile von einigen oder vielen von ihnen distanziert hast.

2. Erstelle eine Checkliste (mit Zeitrahmen), wie du diese Beziehungen wiederherstellen oder verstärken könntest. Beispiele könnten sein:

   ✦ Sich zu einem wöchentlichen Telefon/Skype-Anruf zu verpflichten, um jemanden zu regelmäßig zu sprechen. Stell eine Erinnerung in dein Handy oder in deinen Kalender ein, um sicherzustellen, dass du dies auch tust.

   ✦ Einen Freund zu einem Spaziergang einladen, einen Kaffee trinken oder gemeinsam eine Mahlzeit planen, zubereiten und teilen.

   ✦ Eine Postkarte (auf die altmodische Art) senden, nur um ,Hallo' zu sagen und jemanden wissen zu lassen, dass du an ihn denkst.

   ✦ Ein kleines Geschenk für eine Person kaufen, basteln oder backen und ihr persönlich überbringen.

   ✦ Jemanden einladen, in einen Film zu gehen oder Zeit mit dir zu verbringen und deine Lieblings-Comedyserie-Folgen anzusehen. Lade die Person ein, einmal wöchentlich oder monatlich ein Treffen mit dir zu planen.

Fange klein an! Nimm dir vor, einen Anruf bei Geschwistern oder einem Freund zu tätigen, mit dem du schon länger nicht gesprochen hast.

3. Erstelle eine Liste von Interessen und Aktivitäten, die dir Spaß machen. Als Nächstes, erstelle eine Liste von Möglichkeiten,

wie du die Beteiligung anderer Menschen an diesen Aktivitäten ausbauen kannst. Erkunde die Möglichkeiten in deiner Community und erstelle eine Checkliste (mit Zeitrahmen) deiner Ziele. Beispielsweise:

✦ Wenn du Spaß am Laufen hast, suche dir einen Freund, der sich für eine 5 km Laufveranstaltung interessieren würde. Tritt einem Laufclub bei oder melde dich für einen Anfängerkurs an, der im Gemeindezentrum angeboten wird.

✦ Wenn du gerne liest, ziehe einen Buchclub in Betracht (trete einem bei oder gründe deinen eigenen mit ein paar Freunden) oder lade einen Freund in die Bibliothek ein und wähle gemeinsam mit ihm ein Buch aus, das ihr lesen und diskutieren werdet.

4. Überlege, worum es dir geht, wo du etwas bewegen möchtest oder wie du einen Beitrag für deine Gemeinde oder Nachbarschaft leisten könnest. Noch einmal, erstelle eine Liste und beginne, die Möglichkeiten zu erkunden, und bereite dich auf die erforderlichen Schritte und den Zeitrahmen vor. Beispiele könnten sein:

✦ Einer Glaubensgruppe oder einem Serviceclub beitreten.

✦ Freiwilligenarbeit im Krankenhaus, Seniorenheim oder beim Training einer Sportmannschaft.

✦ Werde Mentor und übernimm eine Patenschaft auf Zeit.

✦ Veranstalte ein BBQ oder plane ein regelmäßiges Abendessen oder eine Mitbringparty mit deinen Nachbarn.

Fange klein an! Vielleicht mähst du als Erstes den Rasen eines älteren Nachbarn, backst ihm ein paar Kekse oder schaufelst den Schnee aus seiner Auffahrt.

Denke daran, dass keine dieser Strategien einfach ist und sie herausfordernd erscheinen können. Sie brauchen Zeit, Engagement und Energie. Versuche, dir nicht mehr aufzuladen, als du bewältigen kannst. Der Erfolg wird kommen, wenn du klein anfängst und langsam deine Verbundenheit und Beziehungen aufbaust.

Tipps zur Stärkung der inneren Verbindung

Es geht nicht nur darum, sich auf gemeinschaftlichen und verwandtschaftlichen Ebenen zu verbinden. Es geht auch darum, die innere Verbindung zu stärken. „Die größten Quellen des Leids sind die Lügen, die wir uns selbst erzählen", sagt Bessell van der Kolk, ein führender Traumapsychiater.[15] Unsere gelebte Erfahrung bestimmt, wie wir die Welt sehen und wie wir uns in sie einfügen (oder nicht hineinpassen).

Im Laufe unseres Lebens erhalten wir ständig Botschaften von unseren Eltern, Familienmitgliedern, Lehrkräften, in der Schule, am Arbeitsplätzen und in dem breiteren Kulturkreis darüber, wie wir sein sollten, ausschauen, fühlen oder nicht fühlen sollten. Diese Botschaften kultivieren oft den Wettbewerb und betonen unsere Getrenntheit. Infolgedessen sind viele von uns höchst selbstkritisch und haben diese kleinen Stimmen im Kopf, die uns Dinge sagen wie „Ich bin zu dick", „Ich habe keine Freunde", „Ich bin eine schlechte Mutter", „Ich bin nicht schlau genug", „Ich bin nicht genug".

Wir schaffen sogar Isolation oder Trennung innerhalb unseres eigenen Geistes. Vielleicht ist der erste Ort, an dem Verbindungen, Sicherheit und Geborgenheit aufgebaut werden können, in uns selbst.

1. Verschaff dir etwas Spielraum. Sei nett zu dir selbst. Gib dir die gleiche Güte und Fürsorge, die du einem guten Freund gibst. Das nennt man Selbstmitgefühl. Denke darüber nach, was du einem Freund sagen würdest, wenn er mit der Angst kämpft. Sage die gleichen Dinge zu dir. Zum Beispiel könntest du zu einem Freund sagen: „Hört sich an, als ob die Dinge im Moment wirklich schwer für dich sind. Alles kommt wieder in Ordnung. Alles wird gut. Die Menschen erholen sich. Du wirst es auch schaffen." Sag dir diese Dinge. Das Aufschreiben dieser mitfühlenden Aussagen kann ebenfalls hilfreich sein.

2. Ein wichtiges Element von Selbstmitgefühl ist die Kultivierung von Selbstbewusstsein oder Achtsamkeit. Wenn wir unsere Selbstkritik nicht beachten, können wir uns nicht das Mitgefühl geben, das wir brauchen. Beobachte diese kritischen Aussagen, die wir uns selbst sagen. Ersetze sie durch mitfühlendere Aussagen. Überprüfe deine eigene Erfahrung.

3. Erkenne unsere gemeinsame Menschlichkeit und unsere geteilte unvollkommene menschliche Erfahrung. Mensch zu sein bedeutet zu leiden, aber uns in unserem Leiden isoliert und allein zu fühlen, ist deutlich schmerzhafter.

Für mich war die Missionsreise in die Dominikanische Republik der Beginn einer Reise zu einem besseren Verständnis der kraftvollen schützenden Wirkung von innerer Verbindung, Inklusion und Beziehungen und wie ein

---

15 Bessel A. van der Kolk ist seit 30 Jahren Ärztlicher Direktor des Traumazentrums in Boston. Er ist Professor für Psychiatrie an der Boston University Medical School und arbeitet als Co-Direktor des Nationalen Zentrums für traumatisches Trauma-Traumatologie-Netzwerk. Er ist ehemaliger Präsident der Internationalen Gesellschaft für Traumatische Belastungsstudien.

Gefühl von Hoffnung, Zugehörigkeit und Gemeinschaft zum Wohlbefinden beiträgt.

Soziale Verbundenheit ist ein starker Ausgleich für toxischen oder unerbittlichen Stress. Sie kann in der Tat der stärkste Schutzfaktor und Regulator des Stressreaktionssystems sein. Für unsere hochgradig belastete, von Stress geprägte Gesellschaft braucht es vielleicht nur ein paar verarmte Dörfer voller gesunder, fürsorglicher Menschen, die uns den Weg weisen.

Wie Verbindung und Beziehungen Angst reduzieren können

Inklusion, Zugehörigkeit und Beziehungen tragen dazu bei, ein Gefühl der Sicherheit zu fördern und das Angstempfinden zu reduzieren. Gehe wie folgt vor:

✦ Wenn wir uns verbunden, eingebunden, genährt und geliebt fühlen, registriert unser Gehirn, dass wir in Sicherheit sind.

✦ Sich sicher zu fühlen, ist das Gegenteil davon, sich bedroht zu fühlen.

✦ Angst ist unsere eingeschaltete Reaktion auf Bedrohung oder Furcht.

✦ Die Förderung eines Gefühls der Sicherheit ist ein wirkungsvoller Weg, die Angstreaktion zu mindern und Ängste zu reduzieren.

✦ Indem du Gelegenheiten schaffst, dich mit Menschen zu umgeben, die sich um dich sorgen, Menschen, die dich unterstützen und/oder gemeinsame Interessen teilen, sagt dir das Gehirn, dass du sicher bist und reduziert die Erfahrung von Angst.

Kreative Übungen

Meine persönliche Einladung an dich: Bewusstsein und Praxis

Im Laufe der Jahre habe ich persönlich und beruflich gelernt, dass wir jeden Tag mit uns selbst, unserem Körper, unserem Verstand, unserem Geist und unseren Emotionen in Kontakt kommen müssen. Nur mit dem Bewusstsein können wir uns verändern und lernen.

Ich habe gelernt, dass wir konsequent sein müssen, um erfolgreich zu sein. Neue Gewohnheiten verinnerlichen wir durch Übung. Wir müssen jeden Aspekt täglich pflegen und fördern. Wenn wir dies tun, können wir ausgeglichener und glücklicher sein. Wenn wir besser zurechtkommen, sind wir in der Lage, einen Zusatznutzen hinzuzufügen, wenn wir anderen helfen. Mit regelmäßiger Selbstfürsorge können wir anderen eine bereicherte Erfahrung geben.

Ich stelle auf den nachfolgenden Seiten viele Ideen vor. Probiere sie aus, erkunde sie und spiele sie durch. Entscheide dich für diejenigen, die dir gefallen und die dir die meiste Energie geben. Mache deine tägliche Übung zu deiner eigenen. Jeder ist einzigartig und auf eine schöne Art anders, sodass für verschiedene Menschen unterschiedliche Strategien funktionieren.

Was auch immer deine ‚Kombination' ist, mach sie zu deiner eigenen und übe täglich. Du wirst einen Unterschied erleben und dies wird dir helfen, dich besser zu fühlen, wie es für viele andere vor dir der Fall war. Am Ende dieses Kapitels findest du eine Supporttabelle, die du personalisieren kannst.

**Je mehr du mit dir verbunden bist,
umso mehr bist du mit deiner Umwelt verbunden.**

KREATIVE ÜBUNG 1:
Identifiziere deine mentalen Blockaden

Markiere in der folgenden Liste die mentalen Blockaden, die dir vertraut und in einigen Fällen gerechtfertigt sind:

- ❏ Wettbewerb
- ❏ Zeit
- ❏ Geld
- ❏ Mangel an Wissen
- ❏ Meinung
- ❏ Mangel an Zufriedenheit
- ❏ Mangel an Unterstützung
- ❏ Ablenkung
- ❏ Furcht
- ❏ Rituale
- ❏ Glaubenssysteme
- ❏ Gewohnheiten
- ❏ Kulturelle Überzeugungen
- ❏ Muster

- ❏ Vorurteil
- ❏ Perfektionismus
- ❏ Angst vor Veränderung
- ❏ Angst vor dem Scheitern
- ❏ Angst vor Erfolg
- ❏ Sucht
- ❏ Obsessionen
- ❏ Wut
- ❏ Arbeitsethik
- ❏ Überarbeitung
- ❏ Emotionale Blockaden, Mauern, Ängste
- ❏ Anspruch von außen
- ❏ Versagensangst
- ❏ Richtlinien, Regeln, Prozeduren, Protokolle

Benenne und beschreibe das, von dem du glaubst, dass es zwischen dir und deinen Träumen, deiner Kreativität und das Leben zu lieben steht. Wenn deine persönlichen Blockaden nicht aufgelistet sind, füge sie hinzu.

Überlege, welche Blockaden du verteidigst.

Mache eine Liste mit all den Möglichkeiten, wie du eine Blockade ganz oder zumindest teilweise mit den Ressourcen beseitigen kannst, die du heute zur Verfügung hast. Beziehe die Schritte, die du in den nächsten Tagen, in den nächsten paar Wochen und sogar Monaten ausführen kannst, in die Liste mit ein..

Welchen kleinen Schritt in die richtige Richtung kannst du jetzt machen?

Wenn du Schwierigkeiten hast, deine Blockaden und Schritte zu artikulieren, kannst du die kreativen Übungen ‚Dem Drachen gegenübertreten' und ‚Blockadenlöser' auf den nächsten Seiten ausprobieren.

KREATIVE ÜBUNG 2:
Dem Drachen gegenübertreten

Was wäre notwendig, um dem Drachen gegenüberzutreten? Hältst du etwas zurück, dem du dich nicht stellen willst? Dies kann ein Signal sein, diese Herausforderung eingehend zu betrachten. Was kannst du hier lernen?

Stell dir selbst diese Fragen und schreibe deine Antworten auf:

✦ Weißt du, was dich belastet?

✦ Ist es eine Konfrontation?

✦ Geht es um Geld?

✦ Geht es um Verpflichtung?

✦ Ist es aufgrund der unbekannten Ergebnisse jeglicher Art von Veränderung?

✦ Was willst du nicht erleben?

✦ Welche Erfahrung wird dir helfen, es zu überwinden?

✦ Wovor fürchtest du dich?

✦ Gibt es ein Problem?

✦ Was würde dir helfen, deine Angst zu überwinden?

✦ Was könnte sich in deinem Leben verändern?

✦ Was gibt es zu gewinnen und zu verlieren?

✦ Gibt es etwas, das du akzeptieren musst?

✦ Wird es dein Familienleben beeinflussen?

✦ Wird es deine Arbeit beeinflussen?

✦ Fordert es dein Glaubenssystem heraus? Ist es möglich, dass eine dieser Antworten einen Widerstand dagegen schafft, die Blockade zu überwinden und einen Traum zu verfolgen?

KREATIVE ÜBUNG 3:
Blockadenlöser

Durchbrich deine Blockaden, indem du die folgenden Fragen durcharbeitest. Nimm dir so viel Zeit, wie du brauchst, und antworte in Stichpunkten.

✦ Hält dich eine Blockade/ein Glaube davon ab, einen Traum zu verfolgen?

✦ Ist es handhabbar oder nicht? Wie? Begründe in beiden Fällen.

✦ Wie würden kleine Schritte aussehen?

✦ Welchen Schritt kannst du jetzt machen, um deine Blockade zu überwinden und deinem Traum näherzukommen?

✦ Welchen Schritt kannst du morgen machen?

✦ Kannst du dir die Zeit nehmen, um dir vorzustellen, wie es sich anfühlen würde, wenn du dein Ziel erreicht hättest?

✦ Kannst du dir die Zeit nehmen, um dir vorzustellen, wie es sich anfühlen würde, wenn du deine Blockade überwunden hättest?

✦ Welchen Schritt kannst du in dieser Woche machen?

✦ Welchen Schritt kannst du in diesem Monat machen?

✦ Wie wirst du dich selbst unterstützen?

✦ Wer und was wird dich bei deinen Schritten unterstützen?

✦ Gibt es jemanden, mit dem du deine Ziele teilen kannst?

Stimuliere deine Wahrnehmung

Bringe die Arbeit an deiner Blockade mit diesen drei Praktiken einen Schritt voran:

✦ Versuche Journaling, wie in *Kreative Übungen, Nummer 15* beschrieben.

✦ Versuche, die Essenz deiner Blockade zu zeichnen.

✦ Versuche, die Essenz deines Ziels zu zeichnen.

Beschreibe die Unterschiede und Ähnlichkeiten in deinen beiden Zeichnungen. Wie können diese Unterschiede und Ähnlichkeiten mit deinen Notizen über deine Blockaden in Relation gebracht werden?

KREATIVE ÜBUNG 4:
Fragen zu Entscheidungen

Schreibe deine Antworten auf die folgenden Fragen auf:

✦ Was denke ich über meine Situation?

✦ Was sind meine Entscheidungen? (Fühl dich frei, alle und jede Entscheidung aufzulisten, die dir in den Sinn kommt, und keine zu werten, da dies eine Arbeitsliste ist und du dich mit Entscheidungen stärken kannst. Die nächsten Fragen helfen dir dabei, diese Auswahl zu erarbeiten.)

✦ Ist das aktuell eine gute Entscheidung für mich?

✦ Erfolgt diese Entscheidung aus Angst? Aus Wut? Aus Schuldgefühlen? Aus Liebe?

✦ Wie fühle ich mich emotional? Körperlich?

✦ Gibt es eine bessere Entscheidung für mich?

✦ Was brauche ich?

✦ Ist diese Entscheidung gut für meine Familie?

✦ Gibt es eine Entscheidung, von der alle profitieren?

✦ Welche Optionen geben mir die größte innere Ruhe?

Visualisiere jede Auswahl und einige mögliche Ergebnisse. Wie fühlt sich jede Entscheidung an? Gibt es irgendwelche Überraschungen?

Betrachte die Quelle jedes Gefühls, um es zu verstehen, anstatt es zu verteidigen. Gefühle sind real, sie können nicht geleugnet werden. Akzeptiere sie, verstehe sie.

✦ Ist das Gefühl eine Kampf-oder-Flucht-oder-Erstarren-Reaktion?

✦ Entspringt das Gefühl aus einer vergangenen Erfahrung? Wie weit reicht sie zurück – in die jüngste Vergangenheit oder die Kindheit?

✦ Basiert das Gefühl auf einem Glaubenssystem?

Nun, nachdem du dir Gedanken zu diesen Fragen gemacht hast, frage dich selbst: „Wird meine Entscheidung mir gut dienen und mein Leben (und möglicherweise das Leben der Menschen um mich herum) verbessern?" Und frage dich schlussendlich: „Welche Entscheidung wird mir den bestmöglichen inneren Frieden geben?"

KREATIVE ÜBUNG 5:
Anwesend bleiben – Die fünf Sinne

Dies ist eine wunderbare Übung, die hilft, Angst und Panik zu verringern. Verwende die Skala null bis zehn, um deinen Angstzustand zu beurteilen. Probiere diese Übung aus und nutze die Skala danach erneut. Los geht's, benutze deine fünf Sinne. Es spielt keine Rolle, in welcher Reihenfolge du die Übung ausführst.

✦ Betrachte drei Objekte in deiner Umgebung. Finde für jedes Objekt drei beschreibende Qualitäten; zum Beispiel eine Lampe mit einem beigefarbenen Lampenschirm, langem Messingstiel und runder Basis.

✦ Notiere drei Geräusche, dann konzentriere dich auf drei Gerüche – deine Kleidung, Papier, ein Buch – es spielt keine Rolle. Beachte, wie sie sich voneinander unterscheiden.

✦ Betrachte drei Texturen. Verweile bei den Unterschieden, rau, seidig, glatt und so weiter.

✦ Koste drei verschiedene Geschmäcker oder einen Geschmack mit drei Eigenschaften. Zum Beispiel Schokolade: cremig, fest, nussig.

✦ Erinnere dich jetzt an die drei Objekte, die du dir zuerst angeschaut hast.

✦ Überprüfe dein Angstlevel auf der Skala von null bis zehn.

Wenn ich diese Übung in meinen Workshops gemacht habe, sank das Angstlevel der Teilnehmer. Du kannst diese Übung wiederholen, bis dein Angstniveau wieder beherrschbar ist. In meiner Praxis haben wir ‚sensorische Beutel' für Kinder und Jugendliche zusammengestellt, die kleine Gegenstände enthalten, um die fünf Sinne zu stimulieren.

KREATIVE ÜBUNG 6:
Ja/Nein/Vielleicht-Übung

Ich habe diese Übung selbst in einem Workshop ausprobiert und sie seitdem in vielen meiner Workshops angewendet. Der Zweck ist es, dir zu helfen, deine Körperreize kennenzulernen.

Such dir ein Gegenüber – dein Partner, dein Kinde, eine Freundin oder ein Freund. Eine Person bleibt ruhig stehen und ist der Empfänger. Die andere Person ist der Sender und berührt den Empfänger an verschiedenen Stellen des Körpers, auf verschiedene Weise, indem er klopft, streichelt, schüttelt, etc. Der Sender wiederholt jede Bewegung, damit der Empfänger die Empfindung überwachen kann und mit ‚Ja' antwortet, wenn sie es mag, mit ‚Nein', wenn er es nicht tut, und mit ‚Vielleicht', wenn er sich nicht sicher ist; in diesem Fall kann der Sender die Aktion etwas länger wiederholen. Jede Person bekommt zehn Minuten für diese Übung.

KREATIVE ÜBUNG 7:
Baummeditation (Erdung)

Dich zu erden und in Verbindung mit deinem Körper zu bleiben, ermöglicht es dir, mehr emotionale Zustände zu verarbeiten. Es hilft dir, dir deiner Umgebung bewusster zu sein, sich stärker und verwurzelter zu fühlen.

Du kannst diese Übung mit offenen Augen, halbgeschlossenen oder geschlossen Augen, stehend, liegend oder sitzend ausführen. Du könntest die Übung aufnehmen und später anschauen, um einen noch größeren Nutzen zu erhalten.

1. Nimm dir einen Moment Zeit, um deinen Körper und deine Atmung zu spüren. Es ist nicht nötig, deine Atmung zu ändern, spüre sie einfach.

2. Stell dir vor, du bist ein Baum, dein Körper ist der Stamm. Während du atmest, stellst du dir vor, dass deine Beine Wurzeln schlagen, durch den Boden und vorbei an irgendwelchen anderen Materialien, in die Erde. Jeder Atemzug dehnt deinen Körper und lässt deine Wurzeln wachsen. Einige Wurzeln erkunden die Erde und treffen auf Grundwasser, andere auf Wurzeln von anderen Bäumen, Tiere, Käfer, Ameisen und so weiter. Bei jedem Atemzug fühlst du dich mehr mit den anderen Wurzeln und der Erde verbunden. Atme die Luft langsam in deinen Körper ein, lass deine Wurzeln die Nährstoffe der Erde aufnehmen, lass die Erde dich nähren, dein Atmen wir sie in deinen Rumpf bringen. Dein Atem kommt jetzt durch deine Wurzeln und in deinen Stamm.

3. Ändere langsam deine Atmung, atme aus deinem Rumpf in deine Arme, die zu Zweigen wachsen. In den Himmel ausladend wachsen mit jedem Atemzug Blätter. Achte auf die warme Sonne auf deinen Zweigen und den Wind, der durch deine Blätter fährt. Erlebe bewusst, wie es ist, ein Baum zu sein. Dann ändere langsam deine Atmung, stell dir vor, wie du die Luft in deine Blätter und über die Äste in deinen Stamm saugst und dich von der Sonne, dem Regen und dem Wind füttern lässt.

4. Wechsle langsam die Richtung deiner Atmung. Atme ein und spüre deinen Nacken, deinen Kopf und deine Arme als die Krone des Baumes, sich im Wind bewegend mit tanzenden Ästen und Blättern. Atme dann als Stamm des Baumes in deinen Torso aus und spüre deine Beine und Füße, die mit ihren Wurzeln in die Erde reichen. Wiederhole das Ganze!

5. Beachte, wie sich das in deinem Körper anfühlt. Betrachte den Baum, den du visualisiert hast, und gib ihm einen Namen. Dein

Körper wird sich an dieses Gefühl und den Namen erinnern. Nimm dir einen Moment Zeit, um dafür zu danken, dass du diese Erfahrung gemacht hast, und wenn du bereit bist, öffne langsam die Augen auf und mach ein paar Schritte nach vorne. Beachte, wie sich deine Füße, Beine und dein Körper anfühlen. Spüre die Stärke und die Erdung in deinem Körper.

Mit etwas Übung kannst du das geerdete Gefühl hervorrufen, indem du den Namen deines Baums sagst, ihn visualisierst und dich an deine Atmung erinnerst.

KREATIVE ÜBUNG 8:
In Kontakt mit deiner Atmung kommen
Beginne die Übung, indem du diese Haltung einnimmst:

✦ Sitze entspannt, die Wirbelsäule ist aufgerichtet mit locker nach hinten und unten geführten Schultern; mit deinen Händen auf den Armlehnen des Stuhls oder in deinem Schoß, deine Beine sind nicht gekreuzt und deine Füße liegen flach auf dem Boden. Du kannst auch stehen, die Füße schulterbreit auseinander und die Knie leicht gebeugt. Oder du legst dich flach auf den Rücken.

✦ Lege eine Hand auf die Brust und eine auf deinen Oberbauch über deinen Bauchnabel.

✦ Schließe deine Augen, um das Bewusstsein dafür zu schärfen, wie du atmest. Atmest du in deine Brust oder in deinen Unterleib? Atmest du schnell, langsam oder mit mittlerer Geschwindigkeit? Atmest du durch die Nase oder durch den Mund? Finde deinen eigenen Rhythmus und verlangsame ihn dann ein wenig mit jedem Atemzug.

Probiere diese Schritte aus:

✦ Atme mit geschlossenen Augen durch die Nase ein und spüre, wie die Luft in deine Lunge strömt, während deine Brust und dein Bauch sich langsam heben und deine Schultern sich aufrichten.

✦ Atme langsam durch deinen Mund aus und fühle, wie sich dein Bauch und dann deine Brust entleert und deine Schultern sich entspannen.

✦ Atme auf diese Weise für weitere zehn Atemzüge.

✦ Konzentriere dich. Beachte die leichte Temperaturänderung zwischen der kühlen Luft, die durch deine Nase einströmt, und der wärmerer Atemluft, die deinen Mund verlässt. Folge deinem Atem und stell dir vor, dass du mit ihm reist, durch deine Nase, deine Nasenlöcher, in deine Lungen und dann langsam wieder durch deinen Mund hinaus.

✦ Du weißt, dass du im Moment nur atmen musst, sonst nichts. Wenn deine Gedanken anfangen zu wandern – und das werden sie – dann bringe deine Konzentration sanft zurück und fokussiere sich auf das Atmen. Möglicherweise musst du dies öfters tun und das ist völlig in Ordnung. Es mag eine Weile her sein, dass du dich weit genug entschleunigt hast, um dir deiner Atmung bewusst zu sein. Dieses ruhigere Wahrnehmung, deinen Körper zu verlangsamen, kann sich etwas unvertraut anfühlen.

Schließe ab mit einer reinigenden Atmung

✦ Atme tief durch die Nase ein, zähle dabei langsam bis vier. Halte dann den Atem an und zähle nochmals langsam bis vier.

✦ Atme langsam durch den Mund aus, zähle dabei bis vier.

✦ Drücke den letzten Rest der Luft durch deinen Mund und unterdrücke das Keuchgeräusch nicht.

Verwende diese reinigende Atmung am Ende deiner Übung. Wiederhole sie mindestens drei Mal. Das Ausatmen wirkt stärker entgiftend Atem, wenn du durch den Mund ausatmest, als wenn du durch die Nase ausatmest.

KREATIVE ÜBUNG 9:
Atmen, um durch den Tag zu schweben

Das Bewusstsein für richtiges Atmen kann auf vielfältige Weise in den Alltag integriert werden. Hier ist eine hilfreiche Übung.

Stell dir vor, dass eine Schnur mit dem einen Ende am Scheitel deines Kopfes und mit dem anderen Ende am Himmel befestigt ist.

Mach dies an deinem Schreibtisch, in deinem Auto, beim Gehen, Lesen, am Telefon, um deinen Tag beginnst, deinen Tag beendest oder sogar in Erwartung einer stressigen Erfahrung. Mach es vor jeder Mahlzeit oder zu Beginn eines Meetings, vor einer Prüfung oder im Unterricht. Mach es, wann immer du dich beruhigen oder erfrischen willst.

Fang damit an, auf die Art zu achten, wie du normalerweise atmest. Ist deine Atmung schnell und flach? Wenn du tiefes Atmen übst, und dir schwindelig wird, kehre für eine kurze Zeit zu deiner normalen Atmung zurück. Dein Körper ist möglicherweise nicht an den vielen Sauerstoff gewöhnt, den er bekommt. Wie alles Neue, so ist auch das tiefe Atmen gewöhnungsbedürftig und erfordert Übung.

Wenn tiefes Atmen neu für dich ist, solltest du es üben, bevor du es mit anderen Übungen und Aktivitäten kombinierst. Wenn du Zeit für das Atmen einplanen willst, dann mach es entweder vor den Mahlzeiten oder mindestens zwei Stunden danach. Nutze dazu einen gut belüfteten Raum oder gehe nach draußen und trage lockere Kleidung. Dies wird dir helfen, den größten Nutzen aus deiner tiefen Atmung zu ziehen.

Versuche, dich selbst sanft an das tiefe Atmen zu erinnern zu erinnern, bis es zur Gewohnheit wird. Platziere Haftnotizen an Schränken oder Spiegeln, oder inspirierende Poster oder Kunstwerke, die dich daran erinnern, tief und langsam zu atmen.

KREATIVE ÜBUNG 10:
Tägliche Atemübungen

Diese drei Atemübungen dauern nur wenige Minuten und können dein Leben nachhaltig verändern.

1. Verjüngende Aufwach-Atmung

+ Nimm eine bequeme Sitzposition ein.

+ Atme ein und zähle dabei bis sechs.

+ Halte die Luft ein und zähle dabei bis eins.

+ Atme aus, während du langsam bis drei zählst.

+ Finde deinen eigenen Rhythmus. Achte darauf, dass du länger ein- als ausatmest, das versorgt dich mit viel Sauerstoff. Wiederhole die Übung, bis du dich hellwach fühlst.

2. Atmen, um Schlaf und tiefe Entspannung anzuregen

+ Liege oder sitze in einer entspannten Position.

+ Atme ein und zähle dabei bis drei.

+ Halten die Luft ein und zähle dabei bis eins.

+ Atme aus und zähle währenddessen bis sechs.

✦ Während du ausatmest, erlaube dir selbst, dich mehr und mehr zu entspannen, indem du die Spannung mit dem Ausatmen langsam aus deinem Körper lässt. Wiederhole es, bis du entspannt oder eingeschlafen bist.

3. Atmen, um mit dir selbst in Kontakt zu kommen

✦ So wie das Atmen unseren Körper entspannen und beleben kann, so kann es auch unseren Verstand entspannen und beleben. Deswegen beginnen wir beim Meditieren mit der Wahrnehmung unserer Atmung.

KREATIVE ÜBUNG 11:
Bewegte Atmung (Qigong)

Warum soll man sich bewegen? Wenn ich mich bewege, fokussiere ich mich mehr auf meinen Körper und weniger auf meine Gedanken. Manchmal muss ich mich bewegen, um abzuschalten.

Um seinen Soldaten zu helfen, ihre Aufmerksamkeit und ihren Fokus zu erhöhen, benutzte Marshall Yueh Fei aus der Sung-Dynastie eine Reihe von Bewegungs- und Atemübungen, die von Qigong abstammen, einem alten chinesischen Gesundheitssystem, das Körperhaltung, Atemtechniken und zielgerichtete Absichten umfasst.

Folge den Schritten dieser speziellen Atemübung und genieße das Dehnen deiner Arme und das Weiten deiner Lunge.

1. Stell dich aufrecht hin und schaue nach vorn, die Füße sind schulterbreit auseinander, der Rücken ist gerade, das Becken leicht gekippt und deine Knie sind leicht gebeugt. (Um das Becken in eine gekippte Position zu bringen, tust du so, als würdest du dich hinsetzen. Während du das machst, wird dein Becken leicht nach vorne kippen, dein Gesäß wird leicht sinken und dein Gleichgewicht wird in der Mitte deines Körpers ruhen.)

2. Verschränke vorsichtig deine Finger und strecke die Arme vor dir aus, als würdest du ein Fass umarmen. Senke die Arme, während du weiterhin das imaginäre Fass umarmst. Halte die Arme in dieser Position, atme ein und umarme das Fass, während du deine Arme langsam auf Schulterhöhe anhebst. Während du sanft ausatmest, senkst du die Arme langsam zurück in Richtung deines Bauchnabels.

3. Noch immer in der Position des Umarmens, mit den Fingern ineinander verschlungen, atme ein und hebe die Arme über den Kopf. Folge deinen Händen mit den Augen in Richtung Himmel.

4. Beim Ausatmen trennst du vorsichtig deine Finger und bringst deine Arme allmählich in einem weiten Bogen nach unten. Folge dieser Bewegung in deinem peripheren Blickfeld, bis deine Arme auf Schulterhöhe sind. Wenn du nach vorne schaust, senkst du deine Arme weiter in Richtung deines Bauches, während du ausatmest.

Konzentriere dich beim Einatmen darauf, deine Lungen so weit wie möglich zu weiten. Konzentriere dich beim Ausatmen auf deinen Bauch und versuche, erst die Luft aus dem Bauch und dann aus den Lungen zu drücken.

Die Schritte eins bis vier bilden eine Einheit. Je nach Ausbilder und Stil gibt es viele Variationen. Nimm dir Zeit, um bis zu sechs Einheiten dieser Übung durchzuführen.

KREATIVE ÜBUNG 12:
Atmen im Sitzen

✦   Nimm die gleiche Haltung ein, die wir angewendet haben, als wir uns das erste Mal mit unserer Atmung beschäftigt haben: entspannt sitzen, Rücken gerade, Schultern zurück und nach hinten locker gesenkt, die Hände auf den Armlehnen des Stuhls oder in deinem Schoß, die Beine nicht überkreuzt und die Füße flach auf dem Boden.

✦   Sitze allein im Stillen. Halte deinen Kopf gerade, schließe die Augen, atme sanft ein und aus und stell dir vor, du schaust in das Innere deines Herzens.

✦   Während du deine Atmung ein wenig verlangsamst, verlangsamst du auch deine Gedanken ein wenig.

✦   Sei ruhig und konzentriere dich ausschließlich auf das Atmen.

✦   Verlangsame deine Atmung noch etwas mehr. Verlangsame deine Gedanken ein wenig mehr.

✦   Wenn es hilfreich ist, wiederhole ein kurzes melodisches Wort wie ,Liebe' oder ,Frieden' oder ein anderes Wort, das dich erfüllt. Oder, wenn du möchtest, kannst du die Atemzüge zählen. Zum Beispiel ,eins' beim Einatmen, ,zwei' beim Ausatmen, ,drei' für das nächste Einatmen und so weiter. Konzentriere dich auf dieses Wort, während du alle anderen Gedanken zurücklässt. Verlangsame das Wort jedes Mal ein bisschen mehr.

✦ Versuche nun, dir den Zwischenraum vor und nach diesem Wort vorzustellen. Konzentriere dich auf die Abstände. Das erfordert Übung und Konzentration. Mit der Zeit werden die Zwischenräume länger werden. Wenn du diesen ruhigen Raum erreichen kannst, wirst du dich mit der Wahrheit der Energie und des Universums verbinden. Auf dieser Ebene, so sagt man, wirst du deine höchsten Gedanken finden und deine Weisheit wird zu dir kommen.

KREATIVE ÜBUNG 13:
Musik in Formen und Worten erleben

Hier sind drei kreative Übungen mit Musik.

Übung eins

1. Atme mit geschlossenen Augen ein paar Minuten tief ein und aus und höre dann aufmerksam einem von dir ausgewählten Musikstück zu.

2. Lass die Formen der Klänge in deinen Geist ziehen.

3. Nimm einen Stift und Papier und zeichne die allgemeine Linie und/ oder Form, die der jeweilige Klang in dir anregt. Zum Beispiel kann ein tiefer Ton groß und rund erscheinen und ein hoher Ton kann eng und klein erscheinen. Fühlen die Formen sich verbunden an oder getrennt? Wenn du bereit bist, kannst du mit einem anderen Stück fortfahren.

Verschiedene Rhythmen in Klängen können deinen Transkriptionsrhythmus widerspiegeln; zum Beispiel wählst du für einen schnellen Takt, kurze, schnelle Striche. Die Klänge von verschiedenen Musikinstrumenten werden verschiedene Formen und Reaktionen hervorrufen.

Übung zwei

1. Halte eine Auswahl von Buntstiften oder Markern bereit und höre dir eine Auswahl an Klängen an.

2. Atme tief ein und schließe deine Augen. Öffne dich, sodass sie Farbe in deiner Fantasie stimulieren kann. Halte die Klänge in Farben fest, während du jedem Musikstück zuhörst. Zum Beispiel kann ein hoher Ton für dich hell wirken.

3. Um dein Klangbewusstsein und deine Erfahrung weiter zu vertiefen, beschreibst du die Formen und Farben, die du gerade zu Papier gebracht hast, auf einem separaten Blatt Papier. Benutze Beschreibungen wie zum Beispiel ‚gezackte scharfe Linie', ‚runde dicke Linien', ‚winzige, spiralförmige, rote Linien' und so weiter. Beantworte anschließend diese Fragen:

✦ Wie hat es sich angefühlt, von Anfang bis Ende zu malen?

✦ Gab es irgendwelche Ablenkungen?

✦ Wie sieht es aus mit den Bewegungen der Linien? Schnell oder langsam?

Ich habe diese kreative Übung mit verschiedenen Gruppen durchgeführt. Wir haben die Stücke während der Übung nummeriert. Als wir uns austauschten, war es faszinierend zu sehen, dass jedes Musikstück einen Charakter und ein Gefühl hatte, das wir sowohl kollektiv als auch mit unseren individuellen Interpretationen fühlen konnten.

Übung drei

Diese Übung führt die vorherige Übung einen Schritt weiter.

1. Hör dir eine musikalische Auswahl an, wie zuvor vorgeschlagen.

2. Notiere oder beschreibe die Gedanken, Wörter, Phrasen, Ideen oder Erinnerungen, die dir in den Sinn kommen. Werte nicht den Ablauf oder die Reihenfolge deiner Worte. Halte sie einfach fest.

3. Irgendwelche Überraschungen? Hast du etwas Neues entdeckt?

4. Schreibe so viel, wie du möchtest.

5. Wie kannst du diese Entdeckungen in deinem Leben nutzen?

Journaling erfüllt mindestens zwei wichtige Ziele. Es bietet dir eine reflektierende Pause in deiner Aktivität und hilft dir zunehmend damit, dich ausdrücken zu können. Es kann überraschend sein, was das Journaling aufdeckt, beispielsweise vergrabene Erinnerungen und/oder herrliche Erlebnisse. Vielleicht wirst du neue Dinge über dich selbst lernen. Manchmal wirst du möglicherweise den Tag organisieren oder den Rest deines Lebens und deine Träume. Ein anderes Mal ist das Journaling nur ein Weg, um die Gedanken zu klären.

KREATIVE ÜBUNG 14:
Sich der Musik hingeben

Im Tanz kann ich mich dem Rhythmus der Musik hingeben. Ich muss nichts denken und nichts lösen. Mein Körper kann einfach physisch sein. Wippe auf den Zehen, nicke mit dem Kopf, schwinge, bewege dich, wie du willst. Das ist alles. Das ist genug.

Probiere zunächst, die Musik in einem Raum ohne Spiegel zu erleben, sodass du nicht bewerten kannst, wie du dich bewegst, ob du dich überhaupt bewegst oder sogar, wie du dabei aussiehst. Probiere diese Erfahrung allein aus oder in einer unterstützenden Gruppe, in der du dich ohne Bewertung oder Erwartungen sicher bewegen kannst.

Werde eins mit der Musik. Stell dir vor, du schluckst die Musik und nimmst sie tief in dein Inneres auf.

1. Probiere es mit einem Song aus, mit dem du dich verbunden fühlst. Probiere langsame, sanfte Songs, fröhliche lyrische Musik, harte, schwere Songs, unregelmäßige, chaotische Lieder und einfache, sanfte Musik.

2. Spüre deinen Körper. Was fühlst du? Wie reagiert dein Körper? Welche Bereiche reagieren zuerst? Welche Körperteile widersetzen sich der Bewegung?

3. Versuche, dich so zu bewegen, als ob du auf einer Bühne stehst. Versuche, dich zu bewegen, als ob du mit einem Liebhaber tanzt.

4. Bewege dich, als wärest du im Wasser. Sei dir deiner Bewegungen bewusst. Fühle die Energie der Musik, sodass du nicht mehr von ihr getrennt bist. Werde eins mit der Musik. Hast du geschwitzt? Hattest du Spaß? Hast Du gelacht oder geweint?

5. Und manchmal, während du tanzt, füge deine Stimme hinzu. Sing laut! Schrei! Stöhne! Seufze ...

Am Anfang fühlt sich deine Stimme vielleicht etwas angespannt oder schüchtern an. Du hast ein breites Spektrum an Tönen und Lautstärken. Verwende alles, um auszudrücken, wie du dich fühlst.

Beobachte, wie deine Stimme verschiedene Schwingungen in deinem Körper kreieren kann.

Summe. Summe mit der Musik und fühle die Vibrationen des Summens in dir selbst. Summe den ganzen Tag und achte dabei darauf, wie du dich fühlst.

Wie würdest du deinen Tanz zeichnen? Wie würdest du deinen Tanz malen? Sei ruhig ...

Was passiert in deinem Körper?

KREATIVE ÜBUNG 15:

Journaling – Leere die Unordnung in deinem Kopf

Von Zeit zu Zeit ist es wichtig, deinen Geist von all jenen Wörtern zu reinigen, die dir möglicherweise Kopfzerbrechen bereiten oder eine Lawine der kreativen Möglichkeiten zurückhält.

Diese Übung wird dir helfen, deinen Geist aufzulockern und die alltägliche Akribie deiner Gedanken und Vorurteile zu entspannen. Diese Übung ist eine Aufwärmübung, um dein Gehirn von Spinnweben zu befreien und vielleicht einen wertvollen Gedanken aufzudecken oder eine Lawine kreativer Möglichkeiten freizusetzen.

1. Benutze ein Blatt Papier, einen Stift, ein Ringbuch oder ein leeres gebundenes Buch, um all das aufzuschreiben, was dir in den Sinn kommt. Sei entspannt. Habe Spaß. Diese kreative Übung ist nur für deine Augen gedacht.

Stell dir vor, du wärst der Chronist deiner Gedanken. Bearbeite nichts. Schreibe auf, was immer dir in den Sinn kommt, selbst wenn es unvollständig ist, selbst wenn dein Verstand rebelliert oder du denkst, dass du nicht weiter kommst. Notiere alles. Ich sage meinen Studenten, dass es in Ordnung ist, eine Einkaufsliste aufzuschreiben, falls sie ihnen in den Sinn kommt, oder dass sie sogar ‚Ich fühle mich unbehaglich' aufschreiben können. Wenn du diese scheinbar nutzlosen Wörter notierst, sobald sie dir in den Sinn kommen – egal, was es auch ist –, werden neue Wörter und Gedanken sie ersetzen.

2. Verwende eine Stoppuhr, sodass du nicht damit beschäftigt bist, auf die Uhr zu schauen. Stelle sie auf zehn Minuten ein. Wenn du dich an das Journaling gewöhnt hast, schreibe so lange wie nötig.

Es gibt keinen Druck, ein Produkt erschaffen zu müssen. Das Journal ist nur für dich.

KREATIVE ÜBUNG 16:

Dankbarkeit

Wähle eine Tageszeit aus, zu der es für dich am einfachsten ist, kurz etwas aufzuschreiben. Verwende ein kleines Notizbuch oder sogar Papierstreifen, die du in einer Schachtel oder einem Glas aufbewahrst, um Dinge in der Schriftform aufzulisten, für die du dankbar bist. Es spielt keine Rolle, wie groß oder klein diese Dinge sind oder ob du Tag für Tag für die gleichen Dinge dankbar bist.

Ich schreibe in mein Journal morgens und abends, und hier sind einige Dinge, für die ich dankbar bin:

✦ aufwachen

✦ mein gesunder Körper

✦ mein kuscheliges Bett

✦ der neue Tag, 84.000 Sekunden

✦ meine Kinder

✦ meine Haustiere

✦ Morgenkaffee

✦ ein Telefon

✦ gute Träume

✦ Glauben

✦ Vertrauen

✦ Und so weiter ...

Mir gefiel, wie ich mich dabei fühlte, also begann ich, auch am Abend vor dem Schlafengehen eine Liste zu schreiben. Weil das Buch winzig war, konnte ich es leicht auf meine Reisen mitnehmen. Ich blieb dabei, und nach ein paar Monaten bemerkte ich, dass ich mit einem Lächeln auf meinem Gesicht aufwachte und mit einem Lächeln auf meinem Gesicht einschlief. Früher litt ich an Schlaflosigkeit, jetzt schlafe ich nachts sehr gut durch. Das gefällt mir. Ich schreibe nun in ein größeres Buch und die Zeit, die ich darauf verwende, ist eine der am meisten geschätzten Zeiten des Tages für mich. Es spielt keine Rolle, wie ich aufwache. Nachdem ich meine tägliche Übung beendet habe, bin ich geerdet und habe den Kanal der Dankbarkeit in meinem Gehirn gewählt.

> **Nicht die Glücklichen sind dankbar. Es sind die Dankbaren, die glücklich sind.**

KREATIVE ÜBUNG 17:
Unterstützende Werkzeuge entwickeln

Fange an, eine einfache Liste der Dinge zu führen, die dir Spaß machen und durch die du sich einfach gut fühlst. Listen sind gut zu handhaben sie sind besonders hilfreich, wenn wir müde sind. Zu erschöpft, um klar über den nächsten Schritt nachzudenken. Zu solchen Werkzeugen zu greifen, wenn die Zeiten rau sind oder wenn du dich am Boden und unsicher fühlst, kann helfen, deine Energie zu erneuern und deine Stimmung zu heben.

Das Folgende ist Teil meiner Unterstützungsliste. Erstelle passend zu den Überschriften deine eigene Liste:

Spirituell

✦ Meditation

✦ Sprechgesang (Chanten)

✦ Singen

✦ Lesen

✦ Unterstützungsgruppe

✦ Lange Spaziergänge

✦ Tiefes Atmen

Mental

✦ Lernen

✦ Filme

✦ Bücher

Physisch

✦ Radfahren

✦ Ski fahren

✦ Tanzen

✦ Zelten

Sinnlich

✦ Frische Luft

✦ Sonnenschein

✦ Grandiose Kleidung

✦ Zeit mit meinem Geliebten

✦ Langsames Tanzen

Emotional

✦ Mit meinen Kindern spielen

✦ Umarmungen

✦ Einen Welpen streicheln

Erstelle eine leere Tabelle mit den oben genannten Überschriften auf einer separaten Seite. Es gibt kein richtig oder falsch bei der Platzierung der Wörter. Einige Aktivitäten gehören mehreren Kategorien an.

KREATIVE ÜBUNG 18:
Unterstützende Tabelle

Ich habe diese Tabelle so entworfen, um Dinge aufzulisten, die ich regelmäßig mache, und Dinge, für die ich mehr Unterstützung benötige. Gelegentlich ändere ich die Tabelle.

Je mehr Häkchen ich gesetzt habe, desto besser fühle ich mich. Das Setzen von Häkchen half mir, mehr positive Dinge in mein Leben zu bringen und sogar ein paar Kilos abzunehmen. Für jede von mir ausgefüllte Tabelle belohne ich mich selbst.

Wann immer ich mich zermürbt und müde fühle oder überfordert bin, weiß ich, dass es Zeit ist, diese Tabelle herauszuholen. Sie lässt mich schnell wissen, was ich vernachlässigt habe. Unten ist eines meiner eigenen Beispiele, aber du kannst dir selbstverständlich deine eigenen Kategorien ausdenken.

‚Füttere' die Tabelle täglich mit allen Aspekten von dir selbst, einschließlich deiner spirituellen, emotionalen, mentalen, körperlichen und sinnlichen Aspekte.

UNTERSTÜTZENDE TABELLE														
Morgendliches Dehnen														
Atmung														
Journaling														
Dankbarkeitsliste														
Ein Spaziergang														
Fitness/Sport														
Eine Pause machen														
Spirituelles Lesen														
Summen, singen														
Sonnenschein														
Umarmungen														
Spaß														
Gesunde Snacks, Äpfel														
Mehr Gemüse														
Abendliches Dehnen														

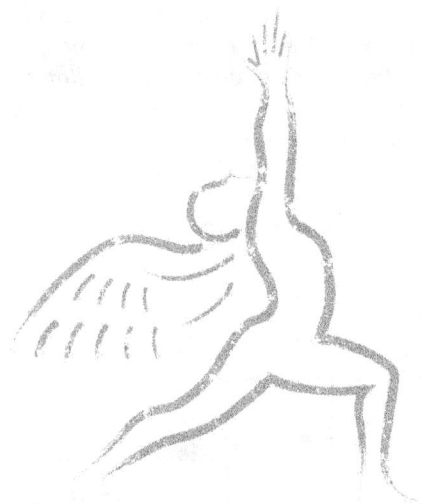

Dein eigener Angstkrieger

**Wenn ich dir nur zwei Worte aus
diesem Buch mitgeben könnte, wären
das Bewusstsein und Übung.**

**Erlange Bewusstsein, damit du weißt,
was du in deinen Strategien ändern/
verändern/managen und üben solltest.**

**Das Leben ist ein Prozess und
eine Übung für uns alle!**

Egal, mit welcher Art von Angst du es zu tun hast, die Angst kann durch
die folgenden Strategien verwaltet werden:

✦ Erkunde und verstehe die Möglichkeit einer bestimmten Art
von Angstzuständen.

✦ Akzeptiere deine Angst als Geschenk, als Signal, als Chance,
als Botschaft.

✦ Identifiziere und verstehe die Ursachen und Auslöser für
deine Angst.

✦ Verwende die Skala von null bis zehn, um die Intensität
deiner Angst festzustellen.

✦ Kenne deine Grenzen in Bezug auf Schlaf,
Nahrungsaufnahme, Menge und Art der Stressoren.

✦ Versuche, deine Angst in kleinere Schichten aufzubrechen.

✦ Manage die einfachen Ebenen sofort.

✦ Ändere deinen Lebensstil, um deine Angst zu verringern.

✦ Übe deine Strategien.

✦ Erstelle deine eigenen täglichen kreativen Übungen und
mache sie täglich, insbesondere wenn du dich wohlfühlst.

Wie du erfahren hast, gibt es viele Facetten der Angst. Sie ist mehr als nur ein Wort oder eine Bedingung. Angst kann ein Geschenk sein, eine Gelegenheit, die uns einlädt, tiefer in uns hineinzuschauen. Ich hoffe, dass du Inspiration gefunden hast, um diese zarten Teile von dir selbst zu erforschen und zu besänftigen.

Ich pflegte Angst und ihre Symptome zu verfluchen. Ich hasste sie! Ich habe versucht, sie zu zähmen, sie mit einem Stock oder einem Lied zu verscheuchen. Ich verband sie mit Schwäche und Krankheit. Als ich anfing, neugierig zu sein, wagte ich mich vorsichtig näher an sie heran, um sie zu verstehen. Als ich die Angst erforschte, spiegelte sie mich und mein Leben. Ich habe etwas über meinen verletzlichen Teil gelernt, der der Liebe und Güte und des Gedeihens würdig ist. Ich hoffe, dieses Buch hat sanft Türen für deine Neugier geöffnet. Du bist es wert! Wir können das schaffen!

Glossar

ANGST: Sorgen, Nervosität oder Unbehagen, typischerweise vor einem bevorstehenden Ereignis oder etwas mit ungewissem Ausgang. Gefühl: Sorge, Besorgnis, Unbehagen, Furcht, Unruhe, Erregung, Furcht, Anspannung, Zittern, Nervosität. Meist in Erwartung, dass etwas passiert. Angst ist eine natürliche Alarmreaktion, die Menschen hilft, gefährliche Situationen zu vermeiden, ein Signal, sie zu motivieren, ihre alltäglichen Probleme zu lösen.

ANGSTSTÖRUNG: Angststörungen sind psychische Gesundheitsprobleme, die durch ein übermäßiges Alarm-, Angst- oder Sorgenpotenzial aufgrund einer zu erwartenden oder wahrgenommenen Gefahr gekennzeichnet sind. Sie stören den Alltag erheblich. Es gibt viele verschiedene Arten von Angststörungen, einschließlich bipolarer Störung und depressiver Störung (Depression).

GLAUBE: Glaube sind feste Meinungen oder Überzeugungen. Glaubenssysteme sind eine Reihe von Überzeugungen oder Prinzipien, die eine Gemeinschaft, Religion oder Philosophie charakterisieren. Sie sind oft von Kultur beeinflusst, die wiederum Verhalten und Kommunikation steuert. Kulturelle Glaubenssysteme können das Verständnis von Gesundheit und Krankheit eines Menschen prägen.

BIPOLARE STÖRUNG: Bipolare Störung ist eine Art Stimmungsstörung, in der eine Person zwischen Zuständen der klinischen Depression und der Manie wechselt. Bipolare Störung ist auch unter der Bezeichnung manische Depression bekannt.

COMMUNITY MENTAL HEALTH TEAM (CMHT): CMHTs kümmern sich um das Wohlergehen von Menschen, die mehr Aufmerksamkeit für ihre psychischen Gesundheitsprobleme benötigen, also mehr benötigen, als der Hausarzt leisten kann. Pflegeteams variieren von Gebiet zu Gebiet und können Psychiater, Psychologen, psychiatrische Krankenpfleger, Sozialarbeiter, Wohnungsbau- und Sozialbeauftragte umfassen.

DEPRESSIVE STÖRUNG (DEPRESSION): Depression ist entweder durch
eine traurige oder gereizte Stimmung oder den Verlust des Interesses
an fast allen Aktivitäten für einen Zeitraum von mindestens zwei
Wochen gekennzeichnet. Depression ist mehr als nur eine kurzfristige
Traurigkeit.

EMDR: Steht für Augenbewegungsdesensibilisierung und Aufbereitung,
obwohl es nicht viel mit den Augen zu tun hat. Diese Therapie verwendet die bilaterale Bewegungsstimulation, bei der sich die Augen
vor- und zurückbewegen, oder die bilaterale Körperbewegung, wie das
Tippen oder das Tragen eines Headsets mit abwechselnden Signaltönen
oder Musik.

EMDR wurde in den späten 80er Jahren in den USA entwickelt und
wurde hauptsächlich für Kriegsveteranen mit PTBS eingesetzt. Es hat
sich bei der Beseitigung aller Symptome, die mit Stress und Trauma verbunden sind, schnell als nützlich erwiesen. Hierzu gehören Symptome
wie Rückblenden, Panikattacken, Zwangsgedanken, Angstzustände,
Phobien, Depressionen, überreagierende Wut, Sorgen, Schlafstörungen
und so weiter. Es wurde auf der ganzen Welt untersucht und validiert.

Manchmal bleiben Erinnerungen im Informationsverarbeitungs-
system des Gehirns stecken, zusammen mit Bildern, Geräuschen,
Gerüchen, Geschmacksrichtungen, Emotionen und Körperempfind-
ungen, die alle Teil der ursprünglichen Erfahrung waren. Wenn Erin-
nerungen steckengeblieben sind, ist dies der Ort, an dem EMDR die
Erinnerung ‚desensibilisiert und aufbereitet' und dabei hilft, dass das
Gehirn die Erinnerung neu verarbeitet, bis zu einem Punkt, an dem das
Erinnern an das Ereignis dich nicht mehr stört und du Ruhe davor hast.

Die Wissenschaft weiß nicht genau, wie das Gehirn die Erinnerungen
während EMDR archiviert. Es ähnelt dem Schlafstadium oder dem REM-
Stadium des Schlafes. EMDR kann eine Art beschleunigte, bewusste Version des REM-Schlafs sein.

EMDR ist als evidenzbasierte Best-Practice-Traumatherapie für PTBS
und verwandte Themen von vielen internationalen Gesundheits- und
Regierungsbehörden zugelassen, darunter die Weltgesundheitsorgan-
isation (WHO) im Jahr 2013, die American Psychological Association
(APA) in den Jahren 2004 und 2009, und das amerikanische Verteidi-
gungsministerium / Veterans' Affairs (2004 und 2010).

FURCHT: Furcht passiert, wenn dich etwas bedroht; während sich Sorgen
machen bedeutet, Angst zu haben in Erwartung, dass etwas geschieht.
Beide erzeugen die gleiche physiologische Reaktion im Körper. Furcht
ist, wenn du im Wald bist und ein Bär hinter dir her ist. Du musst eine
Entscheidung treffen, du fürchtest dich, du musst fliehen oder in Deckung gehen. Furcht ist eine wichtige menschliche Emotion. Sie hat uns im
Laufe der Evolution am Leben erhalten.

MANIE: Manie ist eines der emotionalen Extreme, die mit bipolarer Störung verbunden sind. Manie zeichnet sich durch eine gehobene Stimmung, grandiose Ideen und Reizbarkeit für einen Zeitraum von mindestens einer Woche aus. Es beginnt gewöhnlich plötzlich und kann innerhalb weniger Tage schnell zunehmen.

MASLOWSCHE BEDÜRFNISHIERARCHIE: Maslows Hierarchie der Bedürfnisse wird üblicherweise wie in diesem Dreieck dargestellt: Der amerikanische Psychologe war 1943 neugierig zu erfahren, was Menschen motiviert. Er vermutete, dass die grundlegendsten physiologischen Überlebensbedürfnisse am wichtigsten waren, wie Sauerstoff, Schutz, Wärme, Wasser, Nahrung und Ruhe. Es ist wichtig, sich geborgen und sicher zu fühlen, Schutz vor den Elementen und ein Gefühl der Stabilität zu haben. Dies sind die grundlegendsten und wichtigsten Bedürfnisse. Wie in der Abbildung gezeigt, gelten auch Liebe und Zugehörigkeit sowie Selbstwertgefühl als Grundbedürfnisse.

Seine Theorie besagt, dass Menschen, die ihre Grundbedürfnisse erfüllt hatten, zu höheren Zielen wie Selbstverwirklichung, Selbsterfüllung und Vollendung gelangen können. Seine Forschung zeigte, dass mit der Qualität ihrer Bedürfnisse die Qualität ihrer Aktivitäten, Erträge und Kreativität stieg. In dem Fall, dass Menschen kämpfen mussten, um die grundlegenden Bedürfnisse des Überlebens zu erfüllen, oder falls diese Bedürfnisse nicht erfüllt wurden, würden die Menschen Stress, Anspannung, Unsicherheit, Angst und Furcht erfahren.

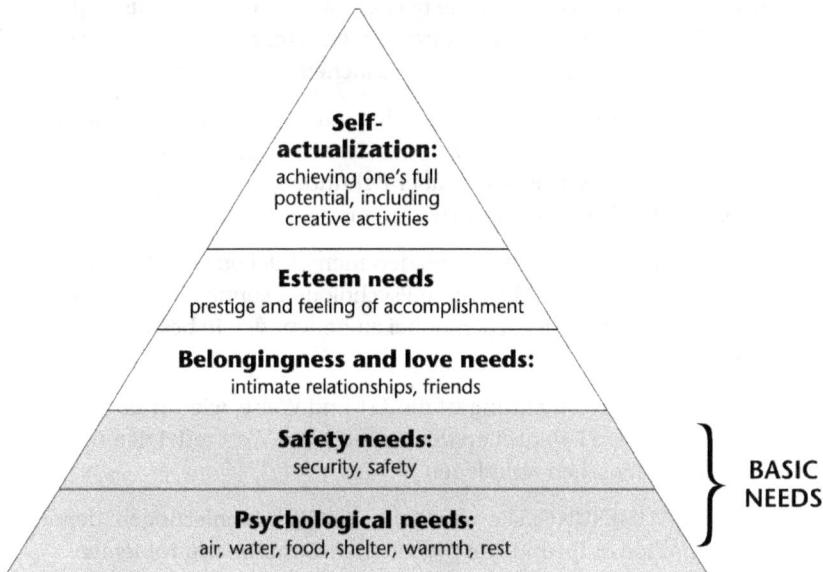

Self-actualization:
achieving one's full potential, including creative activities

Esteem needs
prestige and feeling of accomplishment

Belongingness and love needs:
intimate relationships, friends

Safety needs:
security, safety

Psychological needs:
air, water, food, shelter, warmth, rest

BASIC NEEDS

PSYCHISCHE STÖRUNG: Eine psychische Störung verursacht große Veränderungen im Denken, emotionalen Zustand und Verhalten einer Person
und stört die Fähigkeit der Person zu arbeiten und ihre persönlichen
Beziehungen zu leben.

PSYCHISCHE GESUNDHEIT: Psychische Gesundheit ist ein Zustand des Wohlbefindens, in dem Menschen ihre eigenen Fähigkeiten verwirklichen,
mit den normalen Belastungen des Lebens umgehen können, produktiv
arbeiten können und in der Lage sind, einen Beitrag für die Gemeinschaft zu leisten.

PSYCHISCHES GESUNDHEITSPROBLEM: Ein psychisches Gesundheitspro-
blem ist ein breiter Begriff, der sowohl psychische Störungen als auch
Symptome umfasst, die möglicherweise nicht schwer genug sind, um die
Diagnose einer psychischen Störung zu rechtfertigen.

STIMMUNGSSTÖRUNG: Stimmungsstörungen sind psychische Gesundheitsprobleme, die durch Störungen in der Art und Weise gekennzeichnet sind, wie eine Person Emotionen fühlt und empfindet und die es der
Person erschweren, im täglichen Leben zu funktionieren.

PATHOLOGISCHE ANGST: Psychiatrische Bedeutung: eine nervöse Störung,
die durch einen Zustand von übermäßiger Unruhe und Besorgnis
gekennzeichnet ist, typischerweise mit zwanghaftem Verhalten oder
Panikattacken. Wenn Angst ein Problem ist, wirkt sie sich auf unsere
Gesundheit, unser Wohlbefinden, und unser Glück aus. Wenn Angst uns
davon abhält, etwas zu tun, wie beispielsweise aus dem Haus zu gehen,
einkaufen zu gehen, Auto zu fahren, einen Kurs zu besuchen, zu einer
Party zu gehen oder die Familie zu besuchen, ist sie ein Problem.

PSYCHIATER: Psychiater sind Ärzte, die sich auf psychische Gesundheit und
psychische Erkrankungen spezialisiert haben. Psychiater machen Diag-
nosen, treffen Entscheidungen über Behandlung und Pflege und versch-
reiben Psychopharmaka und Therapien.

PSYCHOLOGE: Psychologen studieren den menschlichen Geist und seine
Auswirkungen auf das Verhalten. Psychologen können Verhaltensthera-
pie verwenden, um Menschen dabei zu helfen, sich in bestimmten Situationen zurechtzufinden.

SELBSTACHTUNG: Selbstachtung ist die Art und Weise, wie wir über uns
selbst und unsere Fähigkeiten denken und den Wert reflektieren, den
wir uns als Menschen auferlegen.

SELBSTSTIGMATISIERUNG: Die Vorurteile und Diskriminierungen, denen
sich Menschen aufgrund von psychischen Gesundheitsproblemen
gegenübersehen, werden oft verinnerlicht. Menschen mit psychischen
Gesundheitsproblemen beginnen, die negativen Dinge zu glauben, die

andere Menschen und die Medien über sie sagen. Sie haben ein geringeres Selbstwertgefühl, weil sie sich schuldig fühlen. Infolgedessen suchen sie oft nicht die Hilfe, die sie brauchen.

STIGMA: Stigma bezieht sich auf negative Einstellungen (Vorurteile) und negative Verhaltensweisen (Diskriminierung) gegenüber Menschen mit Substanzgebrauch und psychischen Problemen. Stigma bedeutet, feste Vorstellungen und Urteile über Menschen zu haben und Ablehnung zu empfinden und zu meiden, was wir nicht verstehen. Stigma führt dazu, dass Menschen mit psychischen Gesundheitsproblemen von Aktivitäten ausgeschlossen werden, die für andere Menschen offen sind, wie zum Beispiel einen Job zu finden, einen sicheren Ort zum Leben zu finden, an sozialen Aktivitäten teilzunehmen und Beziehungen zu haben.

STIMULANZIEN: Koffein hat eine direkt stimulierende Wirkung auf mehrere verschiedene Systeme im Körper. Zu viel Koffein kann dich in einem angespannten, erregten Zustand halten, was dich anfälliger für generalisierte Angstzustände und Panikattacken macht. Für Menschen, die sehr empfindlich auf Koffein reagieren, sind weniger als 50 mg/Tag ratsam.

Nikotin ist ebenso stark stimulierend wie Koffein. Es stimuliert die gesteigerte physiologische Erregung und lässt das Herz härter arbeiten. Menschen, die rauchen, sind anfälliger für Angstzustände und Panik.

STRESS: Stress ist eine Anforderung an die körperliche oder geistige Energie, die das normale Funktionieren einer Person stören kann oder auch nicht.

WAHNVORSTELLUNGEN: Wahnvorstellungen sind feste, falsche Überzeugungen, die nicht kulturell verankert sind. Sie können sich aus verzerrten Interpretationen der Realität ergeben. Sie können den Glauben an Verfolgung einschließen, an Schuld, daran, eine besondere Mission zu haben oder unter der Kontrolle von außen zu sein. Egal, wie bizarr die Täuschungen anderen erscheinen mögen, die Menschen, die sie erleben, glauben, dass sie real sind.

Referenzen

A Course in Miracles. The Foundation for Inner Peace, Viking, New York, NY, 1996. (Ein konfessionsloses Buch über Gott, Jesus und das Leben. Ein sehr herausforderndes Buch, am besten gemeinsam in einer Gruppe diskutieren.)

Allen, James. *As a Man Thinketh.* Thomas Y. Crowell Co., New York, NY, 1902.

Attwood, Janet, and Chris Attwood, *The Passion Test, The Effortless Path to Discovering Your Life Purpose,* Penguin Books, New York, NY, 2007.

Balch, Phyllis, A, CNC, Prescription for Nutritional Healing, Avery, New York NY, 2000. (Dieses Buch wird regelmäßig aktualisiert, achte auf die aktuelle Ausgabe.)

Bassett, Lucinda. *From Panic to Power,* HarperCollins, New York, NY, 1997. (Leicht zu lesen; die Autorin schildert viele ihrer persönlichen Erfahrungen auf humorvolle Art und Weise. Enthält viele Unterstützungspunkte bei Angst und Sorge.)

Benson, Herbert. *The Relaxation Response.* William Morrow and Company, New York, NY, 1975.

Bourne, Edmund PhD, *The Anxiety and Phobia Workbook,* New Harbinger Publications, Oakland, CA, 2015.

Bilodeau, Lorraine. *The Anger Workbook.* Hazelden Foundation, Center City, MN, 1994. (Ein einfaches Arbeitsbuch, das publiziert wurde, um dich dazu zu bringen, nachzudenken, zu verstehen und deine Frustration und wütenden Gefühle umzulenken.)

Brown, Brené. *The Gifts of Imperfection.* Hazelden Publishing, Center City, MN, 2010.

Buettner, Dan. *The Blue Zones,* Lessons for living longer from the people who've lived the longest. National Geographic, Washington, DC, 2008.

Cameron, Julia. *The Artist's Way.* Tarcher/Perigee, New York, NY, 1992. (Ein 12-Wochen-Programm, das den Leserinnen und Lesern hilft, ihr kreatives Selbst und ihre kreativen Blockaden zu entdecken. Viele Anwendungen, die am besten mit einem Freund, einer Freundin oder in einer Gruppe gemacht werden.)

Campbell, Don. *The Mozart Effect*. Avon Books, The Hearst Corporation, New York, NY.

Canfield, Jack. *The Success Principles*. HarperCollins, New York, NY, 2007.

Chancellor, Philip M., *Illustrated Handbook of the Bach Flowers Remedies*. Hillman Printers, Great Britain, 1971.

Dennison, Paul E., and Gail E. Dennison. *Brain Gym*. Edu-Kinesthetics, Ventura, CA, 1986. (Viele praktische Übungen zur Entspannung, Verjüngung und Anregung von Gehirnaktivität.)

Dispenza, Joe. *You Are the Placebo*. Hay House, Carlsbad, CA, 2014. (In diesem Buch geht es darum, dass du deinen Geist in die Lage versetzt, deine Gesundheit und dein Leben zu erschaffen. Es wird von der Wissenschaft und einem Team von Ärzten unterstützt.)

Ikeda, Daisaku. *Faith into Action*. World Tribune Press, Santa Monica, CA, 1999. (Eine Sammlung mit Reflexionen für viele Lebenssituationen. Basierend auf einer buddhistischen Perspektive.)

Doiage, Norman, *The Brain that Changes Itself*, Penguin Books, New York, NY, 2007.

Franck, Frederick. *The Zen of Seeing*, Random House, New York, NY, 1973.

Frankl, Victor, *Man's Search for Meaning*, Washington Square Press, New York, NY, 1984.

Gawain, Shakti. *Creative Visualization: Meditations*. New World Library, Novato, CA, 1995.

Gendlin, Eugene T. *Focusing*, Bantam Books, New York, NY, 1978 and 1982.

Goldberg, Natalie. *Writing Down the Bones*. Shambhala Press, Boston, MA, 1986. (Alle ihre Bücher sind ausgezeichnete Anleitungen, um den Schriftsteller in dir zu stimulieren. Ein anderer Weg zur Selbstfindung durch Schreiben.)

Goldstein, Nathan. *The Art of Responsive Drawing*. Prentice Hall, Upper Saddle River, NJ, 1973.

Goleman, Daniel. *Emotional Intelligence*. Bantam Books, New York, NY, 1995.

Gray, John. *Practical Miracles for Mars and Venus*. HarperCollins, New York, NY, 1999.

Hart, Mickey with Jay Stevens. *Drumming at the Edge of Magic*. HarperCollins, San Francisco, CA, 1960.

Hay, Louise. *You Can Heal Your Life*. Hay House, Carlsbad, CA, 1999.

Heath, Yvonne, *Love Your Life to Death: How to Plan and Prepare for End of Life so You Can Live Fully Now*. Port Sydney, ON, 2015.

Jenkinson, Stephen, *How It Could All Be: A work book for dying people and for those that love them*, First Choice Books, Victoria, BC, 2009.

Jeffers, Sue, Dr., *Feel the Fear and Do It Anyway*. Random House, London, UK, 1991.

Kavelin Popov, Linda. *The Family Virtues Guide*. Plume Books, Penguin Group, New York, NY, 1997. (Ein Einsteigerbuch über Moral und Charakter.)

Kriz, Jurgen, *Self Actualization*, Germany, Books on Demand, 2006.

Liedloff, Jean. *The Continuum Concept.* Addison-Wesley Publication Co. Inc., Reading, MA, 1985.

May, Rollo. *The Courage to Create.* Norton, New York, NY, 1975.

Murdock, Maureen. *Spinning Inward: guided imagery for children for learning, creativity and relaxation.*
Shambala Publications, Boston, MA, 1987.

Nicolaides, Kimon. *The Natural Way to Draw.* Houghton Mifflin Company, Boston, MA, 1969.

Pearson, Carol. *The Hero Within.* HarperCollins, New York, NY, 1991. (Verschiedene menschliche Charakteristika illustriert mit Heldencharakteren.)

Peck, M. Scott. *The Road Less Travelled.* Simon & Schuster, New York, NY, 1978.

Pitman, Walter, Ontario Arts Council. *Making the Case for Arts Education.* Ontario Arts Council, Toronto, ON, 1997.

Pearce, Joseph. *Magical Child.* Penguin Group, New York, NY, 1997.

Rinpoche, Sogyal. *The Tibetan Book of Living and Dying.* HarperOne, San Francisco, CA, 2002.

Rosenberg, Marshall. *The Surprising Purpose of Anger. Beyond Anger Management: Finding the Gift.* PuddleDancer Press. (Rosenberg gewann 11 Friedenspreise für seine Arbeit ‚Nonviolent Communication: A Language of Life' – ‚Gewaltfreie Kommunikation: Eine Sprache des Lebens'. Es gibt viele YouTube Videos online und er hat viele Schriften publiziert, die sein Modell erklären.)

Roth, Gabrielle. *Maps to Ecstasy: Teachings of an Urban Shaman.* New World Library, San Rafael, CA, 1989.

Shinn, Florence, *Your Word Is Your Wand,* Essex, UK, Dotesios Printers Ltd., Essex, UK, 1928.

Shinn, Florence, *The Game of Life,* Essex, UK, Dotesios Printers Ltd., 1928.

Sobel, Elliot. *Wild Heart Dancing.* Fireside Press, New York, NY, 1987. (Ein selbstgesteuerter privater Kreativitätsrückzug. Mitnehmen und nur lesen, wenn du Übungen absolvieren willst. Viel Spaß, es lohnt sich).

Tavris, Carol. *Anger: The Misunderstood Emotion.* Simon&Schuster, New York, NY, 1982.

Tisserand, Robert B., *The Art of Aromatherapy,* Destiny Books, Rochester, VL, 1977.

Tolle, Eckhart, *Power of Now,* Namaste Publishing, Vancouver, BC, 1997.

Tolle, Eckhart, *A New Earth, Awakening to your Life's Purpose,* Plume, Penguin Group, New York, NY, 2006.

Von Oech, Roger. *A Whack on the Side of the Head.* Warner Books, New York, NY, 1998.

Zukav, Gary, *The Seat of the Soul.* Shambhala Publications, Boston, MA, 1991.

Über die Beitragenden

Ryan Brown

Ryan Brown hat sich auf Schuldenmanagement und finanzielle Restrukturierung spezialisiert. Seit 2010 unterstützt er in drei Niederlassungen der ‚4 Pillars Consulting Group' Menschen in Ontario/Kanada dabei, schuldenfrei zu werden. Die Standorte sind in Muskoka und Parry Sound, Sudbury und Nordbucht. Mit Standorten im ganzen Land bieten ‚4 Pillars'-Berater wie Ryan eine Vielzahl von Dienstleistungen speziell für Menschen mit Schulden an.

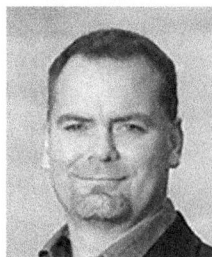

Dockside Publishing

Weniger als 1 % von Ryans Kunden müssen Konkurs anmelden. Viele werden innerhalb von vierundzwanzig bis sechsunddreißig Monaten schuldenfrei. Mit einer Leidenschaft für seine Arbeit und dem Glauben an die Lösungen von ‚4 Pillars' ist Ryan motiviert, komplexe Finanzthemen öffentlich anzuprangern, wie zum Beispiel das hochverschuldete Bankensystem Kanadas, die Abwertung von Währung versus Inflation, kanadische Haushalts- und Unternehmensschuldenprobleme, Insolvenzoptionen und weitere damit verbundene Themen. Ryan sagt oft, dass er in gewisser Weise für den Rest seines Lebens in dieser Richtung arbeiten wird. Kontaktiere Ryan unter +1 705-640-0187; www.4pillars.ca/on/muskoka und sudburydebtfree.ca.

Julie Bissonette

Julie Bissonette ist Beraterin bei der ‚Investors Group Financial Services Inc.' und lebt seit 1988 in Bracebridge, Ontario. Sie ist stolz auf ihre ausgeprägte Kundenorientierung und ihr echtes Interesse daran, den Menschen in ihrer Gemeinde zu helfen. Seit 2013 unterstützt Julie ihre Kunden bei der Erstellung von Finanzplänen, um sicherzustellen,

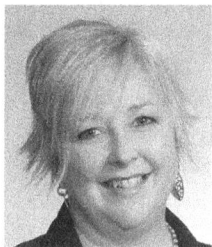

dass deren Zukunft gesichert ist und sie ihre wichtigsten finanziellen Ziele erreichen. Julie wird oft mit den Worten zitiert: „Dies ist die beste Tätigkeit, die ich je hatte, weil ich es liebe, Menschen zu helfen und sie dabei zu unterstützen, ihre Ziele zu erreichen. Bei der ‚Investors Group' ist es unsere Vision, das finanzielle Wohlbefinden unserer Kunden zu verbessern ... und ich persönlich kann meine Kunden jeden Tag dabei unterstützen." Julie will ihre Tätigkeit noch viele Jahre bei der ‚Investors Group' fortsetzen. julie.bissonette@investorsgroup.com

Die Ansichten von Julie Bissonette in dieser Publikation sind die der Autorin. Julie Bissonette ist verantwortlich für den Inhalt, den sie dieser Publikation zur Verfügung gestellt hat. Die ‚Investors Group Financial Services Inc.' oder die ‚Investors Group Securities Inc.' und ihre verbundenen Unternehmen sind nicht verantwortlich und können keine Haftung für Informationen in dieser Publikation übernehmen.

Yvonne Heath

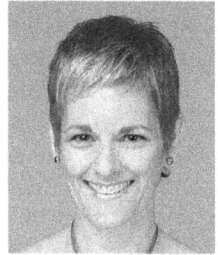

Ihr Ehemann Geordie ist zugleich ihr bester Freund, gemeinsam haben sie drei Kinder und leben im schönen Muskoka.

Während ihrer 27 Jahre in der Krankenpflege wurde Yvonne Zeugin der Todesphobie in der Gesellschaft und wie unser Widerwillen, über Trauer, Tod und Sterben zu sprechen, zu planen und sich darauf vorzubereiten, übermäßiges Leiden verursacht. Sie litt sehr darunter. Im Alter von 50 Jahren beendete sie ihre Tätigkeit in der Krankenpflege und suchte sich ein neues Betätigungsfeld.

Ihre neue Tätigkeit ist, mitfühlende Gemeinschaften und Fachleute dazu zu befähigen, das Leben in vollen Zügen zu genießen, zu lernen, wie man trauert, und mit Menschen ‚das Gespräch' über das Ende des Lebens führt, lange bevor die Menschen sich damit auseinandersetzen müssen. Um ihre Botschaft zu teilen, hat sie ein Buch mit dem Titel ‚Love Your Life to Death' geschrieben, wurde zu einer inspirierenden Rednerin, TV-Moderatorin und Autorin einer Website, eines Blogs und einer Facebookseite.

Erfahre mehr über Yvonne Heath und ihr Buch auf ihrer Website: www.loveyourlifetodeath.com.

Jill Hewlett

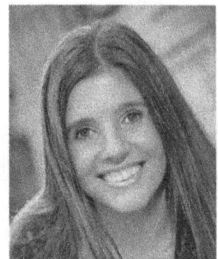

Als national anerkannte Wellness Autorität, Gehirn-Fitness-Expertin und Brain Gym® Consultant für zwei Jahrzehnte, hat Jill Hewlett die geschickte Fähigkeit, die natürliche Führung und Vitalität von Einzelpersonen aller Altersgruppen sowie von Gemeindegruppen und Organisationen hervorzuheben und sie bei der Reduzierung von Stress und dem Erreichen eines höheren

Maßes an Effizienz, psychischer Gesundheit, Work-Life-Balance und Erfolg zu unterstützen.

Jill ist die Gründerin der ‚Women's Wellness Circles'. Sie begann ihren ersten ‚Circle' vor über einem Jahrzehnt. Die ‚Circle' wachsen bis heute weiter und expandieren in vielen Orten, die sie betreut. Diese ‚Circle' hegen, bilden und inspirieren Frauen in ihren Gemeinschaften.

Sie ist Autorin von ‚Common Sense, Uncommonly Practised', einem empathischen Buch über das Erreichen persönlicher Wellness. Jill hat Leidenschaft und Talent, um Lebensänderungen und Verbesserungen für alle, die es wollen, einfach und erreichbar zu machen. www.jillhewlett.com.

Bari McFarland

Als Autorin, Sprecherin und zertifizierte Lebenstrainerin arbeitet Bari mit Kunden weltweit, die wissen, dass es etwas mehr im Leben gibt und einfach nicht wissen, wie man dorthin kommt. Mit über fünfundzwanzig Jahren Erfahrung in der Anwendung der Werkzeuge und Techniken für ein positives Leben, bietet Bari personalisiertes Coaching sowie Rückzugsorte und Firmenworkshops an, die den Kunden helfen, das Leben und die Realität zu kreieren, die sie sich wünschen.

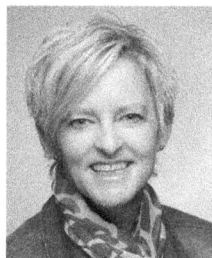

Ob du dich in deiner aktuellen Karriere, im Beruf oder im Leben unerfüllt fühlst oder dich im Übergang befindest, Bari hilft dir dabei, dich zu erholen und deine Lebensqualität durch Selbstfindung, Selbstermächtigung und die Schaffung der notwendigen Gewohnheiten zu verbessern, um dein ideales Leben zu verwirklichen.

Besuche www.mydharma.ca, um die aufregenden Rückzugsorte und Workshops zu erkunden, die Bari anbietet. Buche sie für einen Vortrag oder eine Firmenveranstaltung und registriere dich für ihre beliebten täglichen Affirmationen. Sie würde sich auch gerne mit dir auf Facebook (www.facebook.com/MyDharmaFanPage) und Twitter @bariccp verbinden.

Suzanne Witt-Foley

Suzanne Witt-Foley ist eine dynamische und erfahrene Sprecherin und Erzieherin. Sie hat hunderte von Präsentationen auf nationaler Ebene erstellt und geliefert. Um das Verständnis für geistige Gesundheit und Sucht aufzubauen, beschäftigt sie sich mit ihrem Publikum, indem sie unsere schnelllebige, toxisch gestresste Kultur erforscht und warum jetzt mehr denn je der Aufbau von Beziehungen und Gemeinschaftsverbundenheit für unser Wohlbefinden wesentlich ist.

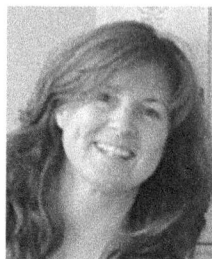

Als Innovatorin im Bereich Wissensaustausch, Ausbildung und Bildung verfügt Suzanne über mehr als fünfundzwanzig Jahre Erfahrung in der Entwicklung von Gemeinschaften und im Aufbau von Kapazitäten.

Suzanne war über sechzehn Jahre lang als Gemeindeberaterin für das ‚Centre for Addiction and Mental Health (CAMH)' – ‚Zentrum für Sucht und psychische Gesundheit' tätig und arbeitete in verschiedenen anderen Einrichtungen in Ontario und Ostkanada. Suzanne ist derzeit einer von Ontarios führenden ‚Erste-Hilfe-Coachs' für mentale Gesundheit und hat seit Januar 2014 fünfzig Schulungsveranstaltungen auf diesem Gebiet durchgeführt. Sie hat über achthundert Teilnehmende zertifiziert und hat herausragende Bewertungen erhalten. Erfahre mehr über Suzannes Arbeit unter www.suzannewittfoley.com

Über die Autorin

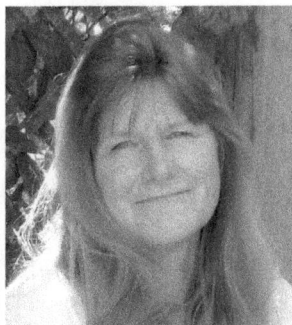

Emma Lee Scholz Bertrand

Elke Scholz, MA, RP, REACE, ist eine bekannte Autorin, Therapeutin, Sprecherin und Moderatorin. Sie hat einen Master in ‚Expressive Arts Therapy' von der ‚European Graduate School' (EGS) in Saas Fee, Schweiz. Sie ist international zertifiziert in EMDR und ist eine eingetragene Expertin für Ausdruckskunst (englisch: registered expressive arts consultant/educator REACE) bei der ‚International Expressive Arts Therapy Association' (IEATA).

Ihr ganzes Leben hat sich Elke mit der Verbindung von Kunst und Leben beschäftigt. Für sie verbinden sich die Elemente auf jeder Ebene und sie besitzt die Fähigkeit, Konzepte zu vereinfachen und dies auf eine einfache und zugängliche Weise an andere Menschen weiterzugeben. Elke kommuniziert dieses Verständnis sowie ihre eigene künstlerische Vision auf vielfältige Weise.

Seit 1980 hilft Elke Menschen. Ihre ruhige zugewandte Art lädt Menschen dazu ein, neue Dinge auszuprobieren. Elke kann Klienten in deren dunkelsten und schwersten Zeiten begleiten. Ihre intensive Achtsamkeit und ihr hohes Maß an Feingefühl sind für ihre Klienten von enormem Vorteil und machen sie in ihrem Arbeitsfeld unverwechselbar. Elke arbeitet sehr gut mit Teams von Pädagogen, Sozialarbeitern, Ärzten, Unternehmen, Organisationen und Gruppen zusammen. Andere Berater genießen ihre Trainingseinheiten sehr.

Programme für die Jugend

Die meisten Workshops und Programme, die Elke entwickelt hat, konzentrieren sich auf Genesung von Abhängigkeit, Trauer, Trauma und Verlust mithilfe von Ausdruckskunst. Sie hält ihre eigene Angst erfolgreich unter Kontrolle, teilt ihre Erfolgsstrategien gerne mit. Elke konzentriert sich darauf, die Stärken junger Menschen aufzubauen. Sie unterstützt Jugendtrauerprogramme und Programme zur Genesungsförderung, die sie für ein regionales Hospiz in Muskoka, Ontario, erstellt und entwickelt hat.

Andere Gruppenprogramme, die sie in Schulen fördert, sind sehr erfolgreich, indem sie gefährdete Jugendliche durch kreatives Leben unterstützen und sie lehren, sich wieder mit dem Leben, dem Unterricht und dem Erwerb von Lebenskompetenzen vertraut zu machen.

Bezugsrahmen

+ Neugierde

+ Mysterium

+ Entdeckung

+ Anleitung

+ Führung

+ Nicht positionelle, flexible und Klienten-orientierte Lösungen

Elkes eigene kreative tägliche Prinzipien und Praktiken

+ Täglich ein Dankbarkeits-Journal führen, morgens und abends.

+ Lange meditative Spaziergänge durch die Natur.

+ Mit Freude Küken von Hand aufziehen, als Legehennen, zur Therapiehilfe und Unterhaltung.

+ Gedichte schreiben.

+ Trommel Workshops in der Gemeinde.

+ Flöte und Klavier spielen lernen.

+ Wandern, Mountainbiken, Kajakfahren und Skaten in der großartigen, wundersamen Natur.

+ Inspirierendes Lesen.

+ Erforschen von Philosophie und Spiritualität mit verschiedenen lokalen Diskussionsgruppen.

+ Das Leben, die Liebe und das Universum erforschen.

+ Alles in Malerei und Skizzen zum Ausdruck bringen.

Bitte schreibe an den Verlag, damit Elke erfährt, wie dieses Buch für dich funktioniert oder was du in zukünftigen Ausgaben sehen möchtest.

The Artist's Reply

1060 Partridge Lane, Bracebridge, ON P1L 1W8
Tel: +1 705-646-2300
E-Mail: elkescholz@theartistsreply.com

Besuche www.elkescholz.com:
Kostenlose Downloads, Poster, Radio-Vorträge, YouTube-Videos,
und viele weitere Ressourcen.

Um Elke für Vorträge und Workshops zu buchen:
Tel: +1 705.646.2300
E-Mail: elkescholz@theartistsreply.com

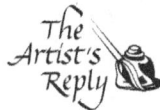

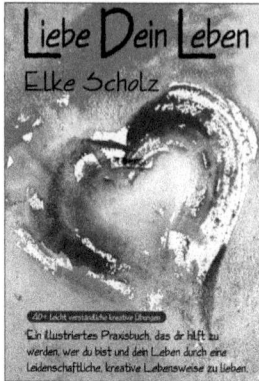
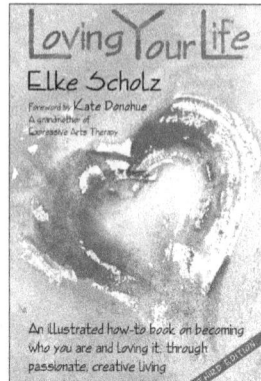

Loving Your Life, 3. Ausgabe (englisch), jetzt auch in Deutsch erhältlich: Liebe Dein Leben (2024)

Entdecke in diesem Buch der Ausdruckskunst die Praxis der kreativen Achtsamkeit. Nutze die täglichen Inspirationen, kreativen Übungen und Praktiken für dein persönliches Wachstum und in Workshops. Das Buch bietet einen unterhaltsamen und erfrischend praktischen Ansatz, um dein Wohlbefinden zu erlangen und das wiederzufinden, was du bist.

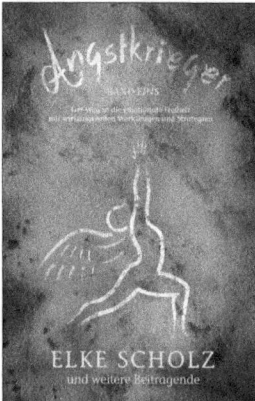
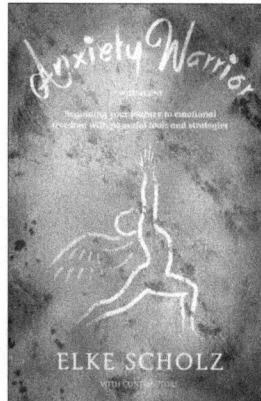
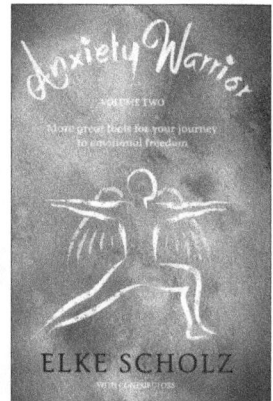

Angstkrieger (Band Eins)
Anxiety Warrior (Books One and Two)

Dieses Materialbuch mit Praxisbezug ist voll von Strategien und Fähigkeiten, um Angst zu kontrollieren und zu überwinden. Dieses Buch hätte mir viele Schmerzen erspart, wenn ich es früher gehabt hätte. Mit mir zusammen sind es fünf Mitwirkende. Es sind publizierte Autoren, Referenten, Persönlichkeiten und sie sind alle Profis, die mit Enthusiasmus ihre Arbeit machen und Menschen stärken.